DEVOCIONAL
DE LA
SALUD

ALIMENTACIÓN SALUDABLE

DESINTOXICACIÓN

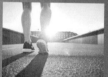

UNA VIDA EN MOVIMIENTO

DESCANSO

MANEJO DEL ESTRÉS

MEDITACIÓN RELAJACIÓN

SALUD BUCAL

40 DÍAS QUE TRANSFORMARÁN TU VIDA Y TU SALUD

¡El camino hacia una vida a plenitud!

DR. GOSH

Prólogo: PR. ALBERTO MOTTESI

DEVOCIONAL DE LA SALUD

40 DÍAS QUE TRANSFORMARÁN TU VIDA Y TU SALUD

POR EL DR. GOSH

Publicado por Doc Gosh

Portada: Dr. Gosh
Edición y corrección: Mayra Hernández y Rubí Gosh
ISBN - 978-1-5323-5369-7

Copyright @ 1a. Edición, septiembre, 2017

Para obtener información respecto a distribución, diríjase a: www.docgosh.com
Para información sobre distribución, productos, consultas y eventos con el Dr. Gosh:

Visita: www.devocionaldelasalud.com
Llama al: +1 (954) 639-6658
Escríbenos a: info@devocionaldelasalud.com

IMPRESO EN ESTADOS UNIDOS DE AMÉRICA
PRINTED IN THE UNITED STATES OF AMERICA

Conéctate con el Dr. Gosh
www.docgosh.com

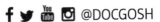 @DOCGOSH

DEVOCIONAL
DE LA
SALUD

**ALIMENTACIÓN
SALUDABLE**

DESINTOXICACIÓN

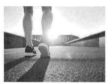

**UNA VIDA EN
MOVIMIENTO**

DESCANSO

**MANEJO
DEL ESTRÉS**

**MEDITACIÓN
RELAJACIÓN**

SALUD BUCAL

40 DÍAS QUE TRANSFORMARÁN
TU VIDA Y TU SALUD

¡El camino hacia una vida a plenitud!

DR. GOSH
Prólogo: PR. ALBERTO MOTTESI

EXENCIÓN DE RESPONSABILIDAD MÉDICA

UN CONSEJO SABIO

El contenido de este Libro *Devocional de la Salud, 40 días que transformarán tu Vida y tu Salud,* de ningún modo podrá reemplazar ni sustituir la opinión, ni el informe, diagnóstico o tratamiento de un médico. Las recomendaciones y consejos que se dan en este Libro Devocional de la Salud son de orden general, por lo tanto, no pueden tener en cuenta las circunstancias específicas de cada persona. Por eso, aconsejo a los lectores que consulten a su propio médico o profesional de la salud, capacitado para el tratamiento y seguimiento, en caso de algún historial familiar que comprenda problemas médicos, enfermedades, factores de riesgo o, en caso de embarazo. Aquí solo se ofrece información sobre Salud, Nutrición y Ejercicio, y sólo tiene fines educativos. Ante síntomas patológicos usted no debe auto tratarse. Si experimenta algún tipo de síntoma como dolor, mareos, dificultad al respirar, desmayos u otra señal que está fuera de lo normal, consulte con su médico y por favor suspenda de inmediato el ejercicio y lo que esté haciendo en ese momento. Ni el publicador, ni el autor de este Libro **Devocional de la Salud** se hacen responsables por las posibles consecuencias de cualquier tratamiento, acción o aplicación de medicina, suplemento, hierba o preparado en cualquier persona que lea o siga la información contenida en este libro **Devocional de la Salud**.

DEVOCIONAL
DE LA SALUD

Este Devocional de la Salud
lo dedico a:

....

De:

....

Fecha:

....

Contenido

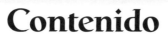

DEDICATORIA

Este Devocional de la Salud está dedicado a ti.
Y nuestro deseo y oración es que recibas
de parte de Dios la sabiduría, el discernimiento y
la revelación, de darle la mayor importancia al
cuidado de tu Salud Integral: Espíritu, Mente y
Cuerpo, el Templo de Dios. Al mantener un
estilo de vida saludable podrás cumplir a plenitud
con el propósito para el cual Dios te creó.

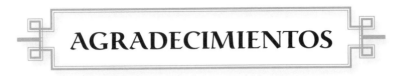

AGRADECIMIENTOS

Agradezco infinitamente a mi Padre Celestial, quien
ha formado en mí esta vocación de servir al prójimo,
capacitándome en la tarea de llevar Salud
por medio de su palabra a las Naciones.

A Su amado Hijo Jesucristo, quien ha sido y
seguirá siendo mi soporte, mi defensor y mi Sumo
Sacerdote en cada momento de mi vida.
A Él elevo cada día mi oración
y le confío cada paso que doy.

A mi amigo, el Espíritu Santo,
que cada mañana me enseña el camino
que debo andar y las lecciones
que debo aprender, Su gracia infinita,
me abre puertas de Bendición y me da las fuerzas
para continuar la tarea
que me ha sido en encomendada por Dios.

A ellos, doy toda la Honra y toda la Gloria
por haberme confiado el Ministerio de la Salud;
los amo y busco incansablemente.

A ellos debo todo lo que soy, todo lo que tengo,
y todo lo que he de alcanzar, y la Bendición
que me han dado a través del amor
de mi esposa Rubí y mis tres hijos.

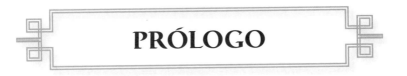

PRÓLOGO

PR. ALBERTO MOTESSI

¡Qué rica la pizza!; especialmente si tiene doble queso. ¡Ah!, y los pasteles de Puerto Rico y el arroz congrí con lechón de Cuba. ¡Dios mío! Las enchiladas de México con mucho chile, parecen celestiales. El choripán de Argentina y las empanadas chilenas que transpiran aceite.

Los nacatamales nicaragüenses, el gallo pinto tico, las pupusas del pulgarcito de Centroamérica.

Las arepas y la cachapa de Venezuela; la bandeja paisa colombiana, que te quita el sueño.

¡Ay, ay, ay, el ceviche peruano y la fanesca del Ecuador! El sancocho dominicano, comida de ángeles. Y qué de una hamburguesa "con todo". Con toda la grasa, todo el colesterol, todas las calorías, todos los carbohidratos.

¡Basta! ¡Basta! Dr. Gosh, usted tiene razón.

"Todas las cosas me son lícitas,
mas no todas convienen; todas las cosas me son lícitas,
más yo no me dejaré dominar de ninguna".
1 Corintios 6:12

Estoy sorprendido gratamente (y hallado en falta) con este libro Devocional de la Salud. ¡Cuánta sabiduría en este hombre Dios! Conocido como *"El Doctor de los Pastores"*, este profesional de la salud descubre en lo que comemos, como actuamos, que hacemos y en cada detalle de nuestra vida, algo que Dios quiere enseñarnos.

Este libro Devocional de la Salud es una obra extraordinaria y al alcance del entendimiento de cualquier lector.

"Los cristianos no beben, pero... ¡cómo comen!", es un dicho popular; pero hoy lo veo como un dedo señalándome mis errores en mi alimentación, mi falta de ejercicio, mi forma de descansar; en fin... mi manera de cuidar mi cuerpo, el templo del Espíritu Santo.

Los cristianos tenemos un gran énfasis en la vida en el Espíritu. Y esto es buenísimo. Pero la Biblia continuamente se refiere también al cuerpo. Mi padre solía decir que "todo, incluyendo nuestra salud, comienza en la mesa, en lo que comemos". Ya cerca de noventa años, se mantenía caminando. Si llovía, igual caminaba dentro de la casa.

El papá de una amiga nuestra, acaba de cumplir 100 años. Sigue nadando, jugando tenis y se está preparando para viajar al país donde sirvió como misionero, para visitar a sus amigos. ¡Y con 100 años!

Bueno, lo extraordinario y esperanzador es que nunca es tarde. Siempre es tiempo para empezar, o volver a empezar si hemos fracasado en otros intentos.

El Dr. Gosh no habla de dieta. Enseña acerca de un estilo sano de vivir.

Animo a cada lector a emprender con fe este proceso de seis semanas, 40 días que transformarán nuestra Vida y nuestra Salud de manera integral: Física, Mental y Espiritual. Veremos una notable mejoría en nuestra salud, energía y vitalidad.

Así que, démosle la espalda al refrigerador y a la alacena. A caminar, a comer saludable. ¡Eh!, ¡eh!, no toques esas papas fritas. Come fruta.

Vamos a emprender este camino hacia la Salud, la energía y la plenitud de la vida física, mental y espiritual. Nos ira bien. Gracias Dr. Gosh por este magnífico libro Devocional de la Salud.

Pr. Alberto H. Mottesi
Evangelista

DEVOCIONAL DE LA SALUD

"40 DÍAS QUE TRANSFORMARÁN TU VIDA Y TU SALUD"

POR EL DR. GOSH

INTRODUCCIÓN GENERAL

Este *Devocional de la Salud* **en el que invertirás en ti 40 días que transformarán tu Vida y tu Salud**, está basado en los principios bíblicos y en los principios de la Medicina Natural; los cuales te ayudarán de manera práctica y sencilla a mantener un **Estilo de Vida Saludable** para siempre y de manera **Integral: Cuerpo, Mente y Espíritu.** ¡Qué Bendición!

Mantener una buena Salud y un buen estilo de vida es lo que nos garantiza el disfrute de los años que Dios nos da sobre la tierra. Nadie quiere envejecer lleno de achaques y enfermedades. Sin embargo, cuidar de nuestra Salud es algo que nos cuesta entender, ya que desde que nacemos somos bombardeados con diferentes prejuicios, creencias y mitos. Por eso, en este Devocional de la Salud, encontrarás una guía práctica y sencilla, que te ayudará a orar y actuar al mismo tiempo en tu Salud física, mental y espiritual.

De la misma manera, puedes también utilizar este *Devocional de la Salud* cuando desees realizar un ayuno, de acuerdo al tiempo que escojas para hacerlo. Por ejemplo, puede ser un **ayuno de 7 días,** donde lo harás basado en la primera semana del Devocional de la Salud, o si prefieres hacer un **ayuno de 21 días,** estará basado en las tres primeras semanas del Devocional de la Salud, y así sucesivamente. Con este Devocional de la Salud puedes realizar hasta **40 días de ayuno** de manera saludable.

**Tienes que creer que puedes estar saludable
aunque no puedas verlo aun.**

*"Ahora bien, la fe es la garantía de lo que se espera,
la certeza de lo que no se ve".*
Hebreos 11:1 ((NVI)

La FE es visualizar el futuro con antelación. Sé que muchas veces nos cuesta mantener un hábito que nos trae grandes beneficios; como pasar tiempo en familia, dejar cosas que nos hacen daño, o en nuestro caso, seguir un plan que nos garantice un estilo de vida saludable. Pero conozco muy bien por experiencia propia, que de la mano de Dios podemos lograr todo lo que nos proponemos.

Es por eso que basado en los Principios Bíblicos y en mi libro *Las 7 columnas de la Salud* e ideado este **Plan Devocional de la Salud para 40 días que transformarán tu Vida y tu Salud;** y que tiene como propósito combinar el reto de lograr ese estilo de vida saludable con la ayuda de Dios. En las próximas páginas encontrarás pequeños pero significativos desafíos que te llevarán paso a paso hacia una nueva manera de vivir y disfrutar la vida abundante que el Señor nos ofrece. **Cada día** y **cada semana** tienes un **Reto de Salud** que lograr, junto a una meditación en la palabra por medio de un **Versículo Bíblico**; esto se convertirá en tu apoyo espiritual y fortaleza durante este proceso que traerá grandes beneficios para tu Salud Integral: **Cuerpo, Mente y Espíritu**.

Todas las recomendaciones que te voy a dar durante estos **40 días** (6 semanas) **que transformarán tu VIDA y tu SALUD**, en lo posible, debes continuar haciéndolas como un estilo de vida, y verás cómo irá mejorando tu Salud y la de tu familia.

En este *DEVOCIONAL DE LA SALUD, 40 DÍAS QUE TRANSFORMARÁN TU VIDA Y TU SALUD*, encontrarás herramientas fáciles de poner en práctica. A la vez, trabajaremos cada semana haciendo un cambio importante por cada columna de Salud, donde los más **beneficiados serán tú, tu familia, tu iglesia y tu comunidad.**

Una familia saludable es una familia próspera.
Una iglesia saludable es una iglesia próspera.
Una comunidad saludable es una comunidad próspera.

Es importante que a **cada día** vayas añadiendo el **reto** que te propusiste el día anterior y que los puedas mantener durante toda la semana, para que cuando termines los **40 días que transformarán tu Vida y tu Salud**, lo hayas incorporado como un estilo de vida para siempre.

¡Ánimo! Dios está de tu parte.

IMPORTANTE PARA TI

Esta inversión de tiempo y esfuerzo durante los **40 días que Transformarán tu Vida y tu Salud** van a ser muy valiosos para tu vida. Todos queremos estar saludables, pero para lograrlo, el primer paso que hay que dar, es **tomar la decisión**; y tú ya has tomado la mejor decisión al tener **este** *Devocional de la Salud*, *que transformará tu Vida y tu Salud*. **Dios planeó con mucho tiempo este momento especial para tu vida; Él permitió que hoy sostengas este Devocional de la Salud en tus manos para Bendecirte.** Con ello, estás demostrando a Dios el interés que tienes en mejorar tu Salud y Bienestar Integral, el de tu Familia, tu Iglesia y tu Comunidad. A partir de hoy emprenderás un viaje sin retorno, hacia un estilo de vida más saludable, el cual te permitirá cumplir a plenitud con el propósito para el cual Dios te creó.

Sí, fuiste creado con un propósito divino, y es bajo una vida saludable que lograrás cumplirlo exitosamente. Dios está a tu lado y desea todo lo mejor para ti.

> *"Amado, deseo que seas prosperado en todo,*
> *y que tengas salud, a la vez que tu alma prospera".*
> 3 Juan 2 (RVC)

Dios ha permitido que Su Espíritu Santo more en ti para que lo alabes y seas de bendición a otros, y esto será posible hasta donde tu cuerpo te lo permita; es decir, puedes estar lleno del Espíritu Santo, pero si tu cuerpo está débil, no podrás hacer muchas cosas por tu prójimo. El Espíritu Santo no se cansa, pero será tan activo como tu cuerpo lo sea. En pocas palabras, si no gozas de buena Salud, Dios no podrá usarte como desea.

"...Por tanto, honren con su Cuerpo a Dios".
1 Corintios 6:20 (NVI)

Jesús compró tu cuerpo y mi cuerpo, y pagó un precio muy alto en la Cruz del Calvario por tu sanidad, demostrando el valor inmensurable que tenemos para Él. Desestimar esto entristece Su corazón, y en casos extremos nos conduce al pecado. Sí, tan sorprendente como te parezca. El libro de Romanos nos deja saber que uno de los pecados de los cuales el apóstol Pablo advertía a los creyentes en Roma y ciudades alrededor era *la glotonería*, el deseo desordenado por el placer de la comida. Muchos no lo toman como un pecado, pero si lo es, y les dan rienda suelta a sus deseos de **gula**, la cual los puede sumir en un sin número de enfermedades y discapacidades, incluso llevarlos hasta la tumba; acortándoles la vida y el propósito que Dios les ha entregado en sus manos. Por eso, como Pastor y Médico, es mi deber ser una voz de alerta y cuiden con sabiduría **el cuerpo que es el templo donde habita el Espíritu Santo de Dios**. Tu cuerpo le pertenece a Dios, por lo tanto, Él desea que lo cuides con sabiduría y con amor. Es parte de la honra que le merecemos.

¡Adelante, tú sí puedes!

HÁBITOS POSITIVOS, LA CLAVE DEL ÉXITO

Tres pasos para lograr un cambio permanente

Para lograr que este *Devocional de la Salud*, **donde invertirás en ti 40 días que Transformarán tu Vida y tu Salud,** y lo puedas desarrollar con mayor efectividad, y obtengas cambios permanentes, como estar sano y permanecer saludable de manera integral: **Cuerpo, Mente y Espíritu**; no son suficiente las buenas intenciones o la fuerza de voluntad; es a través del **poder de Dios**.

Ahora bien, sabiendo que esto es fundamental, te invito a que **sigas y apliques** estos tres pasos en todo este proceso, **cada día, cada semana**; son la **clave** para que puedas lograr estas **metas en tu Salud y en la de tu familia**, en **Cuerpo, Mente y Espíritu**:

1. Como eres un hijo(a) de Dios debes pedir sabiduría y discernimiento al Espíritu Santo para edificar tu vida sobre lo que quieres cambiar, y en este caso, mejorar tu Salud física, el Templo de Dios. Se habla mucho de la restauración espiritual y eso está bien, pero también hay que hablar de la restauración de nuestro cuerpo; tu Espíritu va hasta donde tu cuerpo se lo permita. Para ello, necesitas ejercer el **dominio propio** y lo harás al ser controlado por el mismo **Espíritu Santo**. *2 Timoteo 1:7 "Dios te ha dado espíritu de Poder, Amor y **Dominio Propio**".*

2. No esperes a que los demás cambien, cambia tú primero y verás los mejores resultados; así animarás a muchas personas y serás un buen ejemplo. Pero esto no sucederá hasta que tomes la decisión de cambiar, y debes confiar que este cambio es posible. Estoy creyendo que ya has tomado esa decisión, aquí y ahora. Toma un tiempo para orar. El Espíritu Santo te ayudará a pensar en **tus motivaciones**, junto con las **motivaciones de Dios**. Aunque tus motivaciones pueden ser buenas, no son suficientes para alcanzar tus metas; necesitan que estén acorde con las motivaciones que tiene Dios dentro de su plan para ti.

Al cambiar tu manera de pensar, cambiará tu manera de sentir, y esto determinará tu manera de actuar, transformándote en una nueva criatura, donde los malos hábitos, adicciones y compulsiones, quedarán atrás. *Isaías 41:10 (NVI) "Así que no temas, porque yo estoy contigo; no te angusties, porque yo soy tu Dios. Te fortaleceré y te ayudaré; te sostendré con mi diestra victoriosa".*

3. Es muy importante que hagas tu trabajo de manera personal, pero es fundamental **trabajar en equipo**. Nacimos para vivir en comunidad; y este Devocional de la Salud que has emprendido se hará más agradable, placentero y exitoso, si lo haces **en familia**, o con tus **amistades**; ya sea en un **grupo** de tu **iglesia** donde te reúnes semanalmente a orar y compartir, o en un grupo de tu **comunidad**; para que estén motivándose, apoyándose y animándose mutuamente. Es la mejor manera de llevar adelante, **día a día, semana a semana**, este proyecto de lograr una mejor *Salud Física, Mental y Espiritual* que durará toda la vida; y que te abrirá más puertas para cumplir tu llamado en la tierra y en el Reino de Dios. Es decir, para que puedas cumplir a plenitud con el propósito para el cual Dios te creó. *Hebreos 10:24 (NVI) "Preocupémonos los unos por los otros, a fin de estimularnos al amor y a las buenas obras".*

UNA ALIMENTACIÓN SALUDABLE

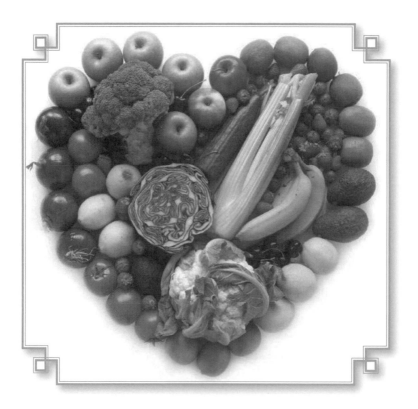

SEMANA 1

**Rompiendo malos hábitos
y creando hábitos saludables.**

"Todo lo puedo en Cristo, que me fortalece".
Filipenses 4:13 (NTV)

Todo comienzo requiere un esfuerzo de nuestra parte. Creo que a este punto hemos entendido que para lograr las metas que nos hemos propuesto, primeramente, debemos tomar la decisión de hacer los cambios necesarios. A la misma vez, creer que Dios nos ayudará en este paso de fe, ya que lo más difícil será mantenernos en el tiempo. Tenemos muchos adversarios a nuestro alrededor: nuestras propias debilidades, las personas que nos rodean y el enemigo, así que tengamos esto siempre presente, y tomemos la armadura de Dios, para que podamos mantenernos firmes en el día malo.

*"Hijo mío, está atento a mis palabras; Inclina tu
oído a mis razones. Porque son vida a los que las
hallan, y medicina a todo su cuerpo".*
Proverbios 4:20-22 (RVR1960)

Hoy quiero animarte a pensar en ti, **medita** en el beneficio que traerá a tu vida comenzar un estilo de vida saludable. Propón en tu corazón ser fiel a ti mismo y a las decisiones que has tomado, sabiendo que esto está agradando a tu Padre Celestial, ya que estás cuidando Su templo, el lugar donde Él ha decidido habitar.

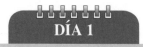

DÍA 1

UNA ALIMENTACIÓN SALUDABLE

"Y dijo Dios: ¡Miren! Les he dado toda planta que da semilla y que está sobre toda la tierra, y todo árbol que da fruto y semilla. Ellos les servirán de alimento".
Génesis 1:29 (RVC)

Reto de la semana: Reducir el consumo de LÁCTEOS.

El día de hoy es importante reconocer que todo lo que Dios creo lo hizo pensando en nuestro bienestar. Cuando Dios creo las plantas, las hizo dar semillas que servirían de alimento a nuestras vidas. Por eso los mejores productos que podemos consumir son aquellos que vienen directamente de la tierra.

Si bien los mamíferos producen leche, la lactosa es un azúcar que está presente en este tipo de leche y es perjudicial para nuestra salud. Por eso el reto de este día y esta semana es reducir el consumo de productos lácteos. Por ejemplo: La leche de vaca y sus derivados: el queso, la mantequilla, la nata, el yogurt, leche en polvo, evaporada, y productos que se hacen con la leche como helados, cremas, chocolate con leche, natillas, flanes, arroz con leche, etc.

Para reducir los productos lácteos te recomiendo reemplazarlos por: Leche sin lactosa o con solo 2%. Otra manera de reducirlos es consumiéndolos sólo 2 o 3 días a la semana.

Lo ideal es que comiences a consumir leche de origen vegetal, directamente de las plantas, como la leche de almendras, la leche de soya, la leche de coco o la leche de arroz.

Otros suplementos son el yogurt griego, el queso vegetariano.

DÍA 2

LA DESINTOXICACIÓN

"¿No se dan cuenta de que su cuerpo es el templo del Espíritu Santo, quien vive en ustedes y les fue dado por Dios? Ustedes no se pertenecen a sí mismos, porque Dios los compró a un alto precio. Por lo tanto, honren a Dios con su cuerpo".
1 Corintios 6:19-20 (NTV)

Reto de la semana: Tomar la cantidad de agua que tu cuerpo necesita.

Sí, una manera de honrar a Dios con nuestro cuerpo es hacer todo lo que esté a nuestro alcance para que este se mantenga funcionando a la perfección. El agua trae vida a todos tus órganos, así como la palabra de Dios trae vida a tu espíritu.

Existen muchas personas que no tienen la costumbre de tomar agua; y aunque esta no es la manera de desintoxicar el cuerpo, sí te ayuda a hidratarlo. Yo recomiendo que lo primero que hagas al levantarte es tomar un vaso de agua, esto activará todos tus órganos y los "lubricará" para toda la actividad que tendrán durante el día.

El agua es de suma importancia ya que nos mantiene hidratados. Por lo tanto, asume esta costumbre saludable e inicia con esto: **Tomando mínimo de 4 a 6 vasos de agua al día.**

Si ya eres una persona que te estás hidratando y tomas el agua que tu cuerpo necesita al día, síguelo haciendo.

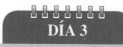

DÍA 3

UNA VIDA EN MOVIMIENTO

"Jesús recorrería todas las ciudades y las aldeas,
y enseñaba en las sinagogas de ellos...".
Mateo 9:35 (RVC)

Reto de la semana: Caminar 15 minutos diarios.

La actividad física es lo que mantiene la estructura de nuestro cuerpo funcionando a la perfección. No fuimos hechos para llevar vidas sedentarias. Por ejemplo, si un miembro de nuestro cuerpo es inmovilizado por un cierto período de tiempo, debido a algún accidente, de seguro tendrá que pasar por un proceso de rehabilitación para que vuelva a funcionar correctamente. Cuando nuestro cuerpo no se mueve, nuestros músculos se atrofian. Por eso, ¡Tenemos que movernos!

Es muy importante realizar una rutina diaria de caminata o ejercicio, si eres una persona sedentaria, te recomiendo iniciar así:

Camina 15 minutos diarios, dentro de tu casa, por tu vecindario, en un parque, en un gimnasio. Este tiempo es exclusivo para caminar. Mueve tus brazos de una manera rítmica en la medida que camines. Recuerda: es mejor hacer poco ejercicio, que no hacer nada. Verás la diferencia.

Si eres un deportista, continúa con tu rutina diaria. Si eres de las personas que haces ejercicio de vez en cuando, te recomendamos que los días que no haces, camina 15 minutos diarios.

Esta caminata la recomiendo hacer al menos cinco días de la semana; puedes dejar dos días para descansar.

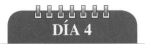

DÍA 4

EL DESCANSO

"En lugares de delicados pastos me hará descansar...".
Salmos 23:2 (RVR1960)

Reto de la semana: Acostarte y levantarte todos los días a la misma hora.

En esta primera semana es importante que reconozcas la importancia de darle el debido descanso a tu cuerpo. Es tan importante que Dios le dio la orden al pueblo de Israel de separar un día completo a la semana para descansar y meditar en Él. El descanso recupera nuestras energías y también nos prepara emocionalmente para las nuevas exigencias del día a día. ¿Estás descansando lo suficiente? Dios desea que descanses no solo físicamente, sino que también reposes en la promesa de que Él es tu Padre, y nada te faltará.

Lograr un dulce sueño tiene sus secretos. Es importante que semanalmente laves todo el juego de sabanas y cobijas, para que tengan un olor agradable.

En esta semana, procura el reto de acostarte y levantarte todos los días a la misma hora.

Esto hace que el cuerpo se acostumbre y puedas tener un sueño placentero y confortable. Adicionalmente, hay que tratar de dormir como mínimo 6 horas al día.

Una vez te acuestes debes dejar a un lado los pensamientos negativos y las preocupaciones. Piensa positivo, ten fe en Dios.

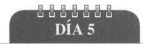

EL MANEJO DEL ESTRÉS

"Tú eres mi refugio; me guardaras de la angustia;
con cánticos de liberación me rodearas".
Salmo 33:7 (RVR)

Reto de la semana: Realizar la Tarea Práctica
correspondiente para este día, en la sección de Anexos.

Cada día nos enfrentamos a diferentes exigencias de trabajo, situaciones de tipo económico, problemas familiares, etc. Mientras esas situaciones perduren elevarán nuestro nivel de ansiedad y estrés al máximo. Por eso es necesario hacer todo lo que esté a nuestro alcance para solventar dicha situación.

Muchas veces nos tocará aprender a decir que no a aquellos que continuamente nos demandan más allá de nuestras posibilidades. En otras nos tocará exponer nuestra causa, perdonar y si es necesario, buscar una reconciliación; también debemos ir disminuyendo las fuentes que nos generan estrés. En asuntos de tipo económico, nos tocará confiar en que Dios es nuestro proveedor y siempre abrirá una puerta de bendición en donde menos lo imaginamos, pero debemos ser diligentes.

El Señor no desea que vivamos en estrés, Él nos promete una vida abundante y llena de bienestar; para eso debemos obedecer las instrucciones que nos da las cuales nos librarán de toda carga que nos angustia y roba nuestra felicidad.

Tengo un nuevo **reto para esta semana.** Quiero que realices en este día la **Tarea Práctica que presento en la sección de**

Anexos página 107. Enfócate en Dios y en tu familia. Luego hazte una evaluación personal con estas dos preguntas:

- ¿Cómo está tu relación con Dios?
- ¿Cómo está tu relación con tu familia?
  (Tu cónyuge, tus hijos y tus padres).

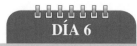

DÍA 6

LA MEDITACIÓN Y RELAJACIÓN

"...Así que, para orar bien, manténganse sobrios
y con la mente despejada".
1 Pedro 4:7 (NVI)

Reto de la semana: Hacer la Técnica
de Respiración 7-7-7 correspondiente para este día,
en la sección de Anexos.

Quiero felicitarte, sé que a este punto ya has propuesto en tu corazón tomar los pasos necesarios que te llevarán a lograr tu bienestar integral. Si algunos aspectos se te hacen difícil, comienza con pequeños pasos, estos irán marcando una gran diferencia y verás el fruto de tu obediencia y fidelidad a Dios, y a ti mismo.

Despojarte del estrés es de gran valor para tu relación con Dios. Es imposible que podamos conectarnos con nuestro Padre Celestial y obtener sus bendiciones si nuestras vidas están cargadas y angustiadas. Medita en esto.

El versículo de este día es claro cuando nos dice que, para poder conectarnos con Dios, expresarle nuestras peticiones y ser escuchados por Él, necesitamos despejar nuestra mente de toda preocupación. Meditar en la Palabra de Dios y obedecerla, traerá prosperidad integral a nuestras vidas.

Hoy quiero que separes 10 minutos de tu día y practiques la *Técnica de Respiración 7-7-7*, que se encuentra en la sección de Anexos, página 108.

Luego hazlo todos los días de esta semana. Aprender esta técnica te va a ayudar a liberar toda la rigidez de tus múscu-los provocada por el estrés. Además, vas a tener una mejor oxigenación en tu cuerpo, y estarás listo para tener un tiempo de meditación en la Palabra de Dios.

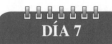

DÍA 7

LA SALUD BUCAL

"El que cuida su boca y su lengua se libra de muchos problemas".
Proverbios: 21:23 (RVC)

Reto de la semana: Usar el hilo dental y cepillarte 3 veces al día.

Uno de los órganos de nuestro cuerpo que nos cuesta dominar más es nuestra lengua. Ahí está, presta para lanzar cualquier palabra al momento de que las emociones se sientan lastimadas o amenazadas. Lo grave de su proceder, es que una vez que es lanzada la palabra hiriente ya no hay vuelta atrás, el veneno ha sido expulsado y provocará muchos problemas. Hoy medita en la manera cómo estás administrando tus palabras, ¿Traen paz a los que te rodean o provocan gran alboroto y dolor a quienes las reciben? El deseo de Dios es que vivamos en paz con todas las personas.

El reto de esta semana es una práctica a la que generalmente no se le da mucha importancia y se ignora su gran valor para la Salud. **Se trata del uso del hilo dental y el cepillo dental.**

Esta semana vas a realizar las siguientes acciones para tu Salud Bucal:

1. Usa el hilo dental después de cada comida: Desayuno, Almuerzo y Cena.
2. Cepíllate los dientes tres veces al día: Desayuno, Almuerzo y Cena.

Si ya lo haces, te animo a que lo continúes haciendo, si no, este es tu reto para esta semana, y es muy importante para tu Salud Oral.

LA
DESINTOXICACIÓN

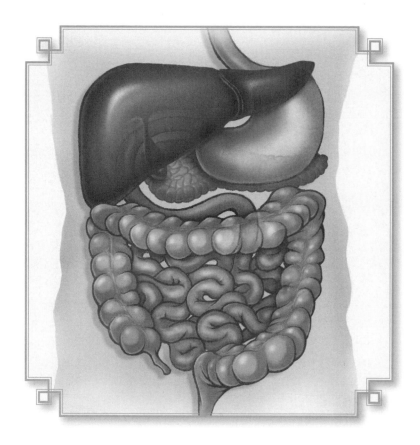

BODY TUNEUP

Sistema Completo de Desintoxicación Digestivo

DEL DR. GOSH

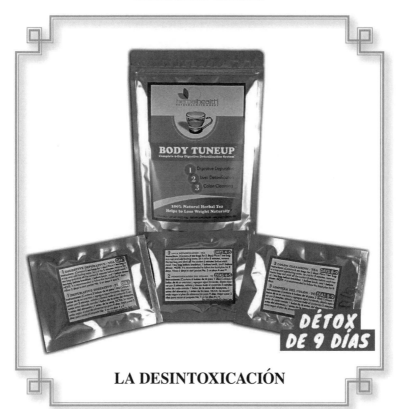

LA DESINTOXICACIÓN

BODY TUNEUP

Tiene Tres Etapas:

1. Un **Depurativo Digestivo** que te va a ayudar a eliminar **parásitos, amebas, bacterias y hongos intestinales**.

2. Un **Desintoxicador del hígado, el páncreas, la vesícula biliar, los riñones, vejiga y las vías urinarias.**

3. Un **limpiador de colon** que te va a ayudar a eliminar toxinas, residuos y materia fecal acumulada por años.

SEMANA 2

¡Celebrando una semana victoriosa!

"En realidad, sin fe es imposible agradar a Dios,
ya que cualquiera que se acerca a Dios
tiene que creer que él existe
y que recompensa a quienes lo buscan".
Hebreos 11:6 (NVI)

¡**A**sí es! Una vez que hemos comenzado este reto hacia un mejor estilo de vida saludable, tenemos que creer que Dios está de nuestro lado y que recompensará el hecho de que estamos cuidando nuestra salud. Todo lo que no hacemos de fe, tarde o temprano se desvanecerá. Es necesario que pensemos cada acción que hacemos y estemos seguros de que no estamos movidos por emociones, sino por una fuerte decisión de producir un beneficio en nuestras vidas y en la vida de las personas que nos rodean.

Celebra el hecho de que pudiste comenzar a dar pasos firmes en el cuidado de tu cuerpo. Ahora nos preparamos para nuevos retos que se irán añadiendo y manteniendo a lo largo de estos **40 días que Transformarán tu Vida y tu Salud.** Toma un tiempo ahora para darle gracias a Dios por haberte ayudado hasta este día, y pídele que fortalezca tu carácter para que puedas vencer todo desánimo que se pueda presentar en esta nueva semana. ¡Ánimo!

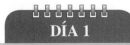

DÍA 1

UNA ALIMENTACIÓN SALUDABLE

"Todo me está permitido, pero no todo me conviene. Todo me
está permitido, pero no permitiré que nada me domine".
1 Corintios 6:12 (RVC)

Reto de la semana: Reducir el consumo de CARBOHIDRATOS.

En la vida siempre nos vamos a encontrar actividades, personas y situaciones en las que nos tocará elegir si son de beneficio o no para nuestras vidas. Aunque todo lo podemos hacer, no todo lo debemos hacer. Mientras más íntegro sea nuestro proceder, más provechoso será nuestro futuro. Por eso, vivir una vida integral ¡Trae ganancia en todos los sentidos! Hoy, enfoquémonos en reducir lo que más podamos en el consumo de Carbohidratos.

Los Carbohidratos están presentes en: arroz, pasta, pan, trigo, tortillas, arepas, pizza, pastelería, entre otros; también existen vegetales con alto contenido de Carbohidratos como: batata, calabaza, malanga, frijoles, plátano, yuca, maíz, entre otros; y algunas frutas con alto contenido de azúcar: papaya, banano, sandía, mango y melón. Otros Carbohidratos se encuentran en los alimentos refinados: los jugos, el azúcar de mesa, bebidas endulzadas con azúcar, jaleas, miel y almíbares.

Todos estos carbohidratos simples, entran al torrente sanguíneo como glucosa, elevando los niveles de azúcar en la sangre y generando problemas de Salud.

Te invito a que consumas Carbohidratos 100% integrales, así:

Consume Carbohidratos 100% grano integral (arroz, pan, pasta, entre otros). Consume porciones pequeñas de estos alimentos y escoge solo un Carbohidrato por comida. Elimina los jugos enlatados, las sodas, toma preferiblemente agua o un té sin cafeína en las comidas.

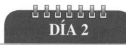

DÍA 2

LA DESINTOXICACIÓN

*"...y las hojas del árbol de la vida serán
para la sanidad de las naciones".*
Apocalipsis 22:2 (RVR1960)

**Reto de la semana: Una Desintoxicación Completa
de tu Sistema Digestivo.**

Vivimos en un mundo lleno de toxinas, que se encuentran en los alimentos, en medicamentos, productos de aseo personal y de limpieza, en el medio ambiente, entre otros; las cuales están generando muchos problemas de Salud. Sin embargo, no solo existen agentes tóxicos sino personas tóxicas, las cuales constantemente están absorbiendo toda tu energía y te hacen sentir en condenación. Es saludable depurar nuestra vida de este tipo de personas que no nos dejan avanzar. Toma hoy esa decisión ya que, al mantener un corazón limpio y puro, gozarás del favor de Dios en tu vida.

Ahora bien, para **el reto de esta semana** necesitamos **Desintoxicarnos Físicamente**. Existen varios productos en el mercado; sin embargo, como **científico he creado y desarrollado** varios productos 100% naturales, en especial el **BODY TUNEUP**.

El BODY TUNEUP, es un **Sistema Completo de Desintoxicación Digestivo** que **dura 9 días**, que he creado y desarrollado con una formula especial a base de plantas medicinales en forma de Té, que permiten que los componentes del producto lleguen directamente a tu torrente sanguíneo y sea más rápida y efectiva su acción. Será de gran beneficio para tu Salud, te recomiendo que lo hagas. En la sección de los **Anexos, página 109** encontrarás más información al respecto.

Durante este proceso de desintoxicación puedes realizar tus actividades diarias tranquilamente porque no es un laxante; es un limpiador que protegerá tu flora bacteriana y fortalecerá tu sistema inmunológico. Mi recomendación es que todas las personas debemos desintoxicarnos dos veces al año. La única contraindicación es que no lo pueden hacer menores de 14 años y mujeres embarazadas o lactando.

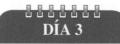

DÍA 3

UNA VIDA EN MOVIMIENTO

"...Jesús les respondió: Hasta ahora mi Padre trabaja, y yo también trabajo.
Juan 5:17 (RVC)

Reto de la semana: Aumentar 5 minutos más a tu caminata diaria.

Trabajar es parte de la vida. Es el sistema que Dios creó para que pudiésemos cosechar todo lo necesario para vivir y sustentarnos en la tierra. A veces nos quejamos cuando nos suman tareas a las que previamente teníamos; pero esto podría ser un indicio de que has hecho bien tu trabajo y estás próximo a pasar a un nuevo nivel de bendición. Jesús nos dejó ejemplo de ello, ya que su vida fue muy activa en la tierra. Cada día junto a sus discípulos, Él tenía un itinerario que cumplir: llevar Salud a las naciones a través de Su palabra; y cada día eran más y más los que tenía que atender.

¿Qué estás haciendo hoy con tu cuerpo, el templo de Dios? ¿Vives una vida sedentaria o te movilizas constantemente honrando el cuerpo y el tiempo que Dios te ha dado?...

Reflexiona sobre esta verdad, porque hoy quiero añadir un poco más de movimiento a tu actividad física.

En esta semana deberás aumentar 5 minutos más a tu caminata diaria, para un total de **20 minutos diarios**, durante 5 días a la semana. Espero lo estés disfrutando y te sientas cada día con más energía.

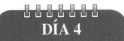

DÍA 4

EL DESCANSO

*"Es inútil que te esfuerces tanto, desde la mañana temprano
hasta tarde en la noche, te preocupes por conseguir alimento;
porque Dios da descanso a sus amados".*
Salmos 127:2 (NTV)

**Reto de la semana: Evitar alimentos
pesados antes de dormir.**

Ahora bien, hay países en donde el ritmo de trabajo es tan
acelerado que, por el contrario, las personas encuentran muy
poco tiempo para descansar. Debemos tener mucho cuidado
en este aspecto, ya que, por trabajar demasiado para ganarnos
un poco más de dinero, podríamos estar perdiendo nuestro
matrimonio, nuestros hijos y nuestra Salud. Preocúpate más
bien por agradar a Dios, servirle y honrarle. Él te dará las
fuerzas y el sustento necesario para sostener a tu familia, y lo
mejor de todo, lo hará mucho más abundantemente de lo que
le pidas o esperas.

**El reto en esta semana es evitar ingerir alimentos pesados
antes de dormir.** Cena a más tardar a las 8:00 pm. Durante
la cena, evita en lo posible consumir carnes rojas y de cerdo,
picante, chile, comidas fritas, lácteos; puedes ingerir pollo,
pescado, pavo o atún; el tamaño de la porción en la cena debe
ser de unos 60 gramos, equivalente al tamaño de la palma de
tu mano; también puedes cenar alimentos suaves como cremas de vegetales (brócoli, espárragos, espinaca, entre otros),
ensaladas, y porciones pequeñas de carbohidrato, para poder
dormir con tu estomago más liviano y puedas tener un descanso, y un sueño más placentero.

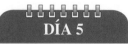

DÍA 5

EL MANEJO DEL ESTRÉS

"El corazón alegre constituye buen remedio;
mas el espíritu triste seca los huesos".
Proverbios 17:22 (RVR1960)

Reto de la semana: Identifica los factores
de Estrés en tu Salud Emocional y Finanzas.

Nuestro cuerpo es capaz de segregar unas sustancias a las que llamamos *Las Hormonas de la Felicidad* o Neurotransmisores y científicamente se conocen con el nombre de Serotonina, Endorfina y Dopamina. Estas fueron creadas por Dios para mantener en buen estado nuestro ánimo y entusiasmo por la vida. Pero si en algún momento somos bombardeados con malas noticias y aumenta el estrés, estos niveles de entusiasmo podrían bajar a tal punto de sumirnos en una depresión. Por eso es importante que desechemos todo pensamiento negativo que viene a nuestra mente, y nos propongamos hacer lo que nos aconseja el Señor a través del Apóstol Pablo: pensar cada día en todo lo bueno, puro y amable.

El reto de esta semana es realizar la Tarea Práctica que se indica para este día en la sección de Anexos, página 112. Enfocándote en el estado actual de tu Salud Emocional y tus Finanzas. Luego hazte una evaluación personal con estas dos preguntas:

- ¿Cómo está tu Salud Emocional?
- ¿Cómo está tu Seguridad Financiera?

Comienza ya a hacer los cambios necesarios para liberar los niveles de estrés que se han acumulado por largo tiempo y notarás cambios positivos en tu vida.

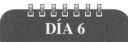

DÍA 6

LA MEDITACIÓN Y RELAJACIÓN

"Y procuréis tener tranquilidad...".
1 Tesalonicenses 4:11 (RVR1960)

Reto de la semana: Practicar la Relajación Muscular sin Movimiento.

¡Vivir tranquilos! Eso parece un cuento de hadas en nuestro tiempo, pero no es así, ya que todo lo podemos en Cristo que nos fortalece. Hay gente que vive de aquí para allá, otros viven llenos de ansiedad y con pesadas cargas en sus hombros. Sin embargo, tenemos un mandato que cumplir: vivir en tranquilidad. Dicen que del apuro solo queda el cansancio, y así es.

Debemos dedicarle más tiempo al esparcimiento; ir al parque, hacer caminatas al aire libre, compartir en familia fuera del hogar, disfrutar de la naturaleza, etc. Son actividades que elevan nuestro estado de ánimo y satisfacción por la vida, a la vez fortalecen las relaciones con las personas que vivimos y nos rodean.

Como ya has practicado muy bien la técnica de Respiración 7-7-7, te va a servir para realizar otras técnicas de Relajación y Meditación.

Esta semana vas a realizar la Técnica de Relajación Muscular Sin Movimiento, que encontrarás en los **Anexos, página 112**. La duración mínima del ejercicio será: 15 minutos.

La idea es que la puedas hacer al menos tres días en la semana. Separa ya de antemano los días y la hora en que lo harás, así evitarás que otras actividades tomen ese tiempo con el cual te has comprometido.

DÍA 7

LA SALUD BUCAL

"...la palabra está muy cerca de ti: está en tu boca
y en tu corazón, para que la cumplas".
Deuteronomio: 30:14 (RVC)

Reto de la semana: Utiliza un Enjuague Bucal
luego de cepillarte los dientes.

Lo que decimos con nuestras palabras deja ver lo que creemos y a qué le tememos. Por eso Dios nos exhorta a hablar sus palabras. Desde que nacemos estamos acondicionados a pronunciar palabras negativas: - *"hace frío, me voy a enfermar"*, *"ya estoy viejo y enfermo"*, *"me duelen las articulaciones, de seguro tengo artritis"*, *"yo creo que soy diabética ya que mi abuela era diabética"*-. Y así, un sin número de declaraciones que, en vez de traer bendición a nuestras vidas, lo que traen es maldición.

Es importante que cuides bien las palabras que pronuncias con tu boca, como creyentes, estas palabras deben estar siempre de acuerdo con lo que Dios dice y piensa de nosotros: cosas buenas.

Sea cual sea la actividad que realices o la situación que estés pasando ponte de acuerdo con Dios y no con tus circunstancias. Durante el reto de estos 40 días de Salud: ¡Piensa positivo, cree que sí lo puedes lograr!

En esta semana vas a realizar las siguientes acciones para tu **Salud Bucal**. **Incorpora después del cepillado de dientes un enjuague bucal**, que no contenga alcohol, para evitar irritar tus encías.

UNA VIDA EN MOVIMIENTO

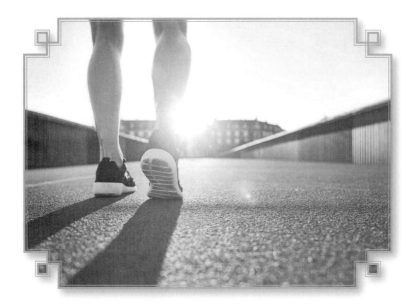

SEMANA 3

Venciendo todo pensamiento negativo.

"...Porque las armas de nuestra milicia no son carnales,
sino poderosas en Dios para la destrucción de fortalezas,
derribando argumentos y toda altivez que se levanta contra el
conocimiento de Dios, y llevando cautivo todo pensamiento
a la obediencia a Cristo".
2 Corintios 10:4-5 (RVR1960)

Hoy estás comenzando la tercera semana del reto los **40 días que Transformarán tu Vida y tu Salud.** Es muy probable que ya hayas experimentado algunos momentos de duda o desánimo en estos 14 días cuidando tu cuerpo y mejorando tu Salud. Quiero animarte una vez más a no desmayar. Alguien dijo que *"de los cobardes no se ha escrito nada".* Y es que, las cosas que más recordamos son aquellas que impactan nuestra vida.

Hay mucha gente que te va a criticar o te va a desanimar, pero muchas veces, es solo un reflejo de sus propias incapacidades de comprometerse consigo mismos, donde la única herramienta de defensa es atacar sutilmente a los demás, a aquellos que sí están marcando una diferencia en sus vidas.

Una de las acciones que tenemos que tomar es alejarnos de personas negativas y desechar todo comentario que no aporte algo positivo a lo que hacemos. Mi recomendación es que mantengas el enfoque en lo que has propuesto en tu corazón y decidas bien con quien deseas compartir tus logros y alegrías. Ánimo, Dios está de tu parte.

¡Declaro que esta será una semana de gran provecho y beneficio para tu Salud Integral: Cuerpo, Mente y Espíritu!

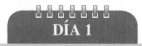

DÍA 1

UNA ALIMENTACIÓN SALUDABLE

"Pero me servirán a mí, el Señor su Dios,
y yo bendeciré tu pan y tus aguas, y quitaré
de en medio de ti toda enfermedad".
Éxodo 23:25 (RVC)

Reto de la semana: Reducir el consumo de Jugos procesados y las sodas o gaseosas.

Cuando vivimos una vida rendida a Dios y a su perfecta voluntad, podremos estar seguros de que Él tiene el control de nuestros pasos y nos guiará a tierras de bendición. Su deseo es que gocemos de una buena salud y que tengamos provisión para suplir nuestras necesidades. En ocasiones esto se nos olvida, y comenzamos a desviarnos del camino, a actuar bajo nuestra propia opinión.

Es mi deseo que tomes también muy enserio los retos de esta semana, se fiel a Dios y a ti mismo. Estos consejos fueron creados bajo los principios de Salud que se encuentran en la Palabra de Dios.

Hoy comienza a eliminar los jugos que vienen empacados, concentrados y procesados: naranja, manzana, toronja, entre otros; y las sodas o gaseosas.

Te recomiendo que consumas la fruta sola y natural. Si prefieres la fruta batida, usa solo agua, y si la fruta es dulce, no le agregues más endulzante. Si es una fruta ácida, agrégale un poco de stevia o miel natural.

Ve eliminando las sodas o gaseosas, y recuerda que el agua es la mejor bebida que puedas consumir, la encuentras en todas partes, tiene cero calorías, cero azúcares, pero si tiene muchos minerales buenos para tu Salud.

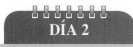

DÍA 2

LA DESINTOXICACIÓN

"...no adopten las costumbres de este mundo, sino transfórmense por medio de la renovación de su mente, para que comprueben cuál es la voluntad de Dios, lo que es bueno, agradable y perfecto".
Romanos 12:2 (RVC)

Reto de la semana: Consumir Jugos Verdes.

Estamos minados de costumbres, ideologías, mitos y creencias que se van formando en nuestra mente desde el día en que nacimos. Algunas de estas prácticas y creencias pueden ser saludables, pero otras podrían resultar tóxicas para nuestra Salud integral: Mente, Cuerpo y Espíritu. La manera más sabia de conocer y deshacerte de aquellas que son perjudiciales, es evaluarlas a la luz de la Palabra de Dios. Hoy, comienza a depurar todo proceder en tu vida que esté viciado a viejos patrones de conducta y pensamiento.

En esta semana te enseñaré a consumir Jugos Verdes. Los jugos verdes, aunque no desintoxican de la manera que muchos creen, sí van a ayudar a tu organismo a estar más saludable, ya que tiene clorofila con alto contenido de vitaminas A, B y E que necesita tu organismo. Estos jugos deben ser hechos con un máximo de tres vegetales, y no deben mezclarse con frutas. Mientras te acostumbras a ingerirlos, te invito a que al menos consumas 6 Oz en cada jugo, y lo hagas al menos 3 o 4 días a la semana. Preferiblemente antes del desayuno. Si ya consumes jugos verdes, que bueno, continúa con este excelente hábito.

El jugo verde que yo recomiendo es con apio, pepino, espinaca o kale. También aprovecho para decirte que cuando hagas jugo de frutas no mezcles más de tres frutas a la vez, ni mezcles frutas dulces con ácidas.

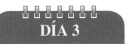

DÍA 3

UNA VIDA EN MOVIMIENTO

"El fortalece al cansado y acrecienta las fuerzas del débil".
Isaías 40:29 (NVI)

**Reto de la semana: Aumentar 5 minutos más
a tu caminata diaria.**

¡Qué bueno tener a un Dios que sobrenaturalmente puede llenarnos de vigor para continuar con la tarea que tenemos por delante! Por eso, cada vez que nos sintamos débiles clamemos al Señor y Él nos fortalecerá. Dios no desea que nos quedemos a mitad de camino, por eso nos ha provisto de *preciosas y grandísimas promesas* para que por medio de ellas vivamos una vida victoriosa.

Hoy te animo a que continúes perseverando. No es suficiente que hagas las cosas por un tiempo, si te trae provecho, tienes que hacerlo todo el tiempo. Piensa en el hecho de que estás construyendo un edificio que se llama *"estilo de vida saludable"*; agradece a Dios cuidando el templo donde Él habita. Hay muchos fundamentos que colocar y columnas que levantar, pero a la final, tendrás un lugar sólido donde habitar confiadamente.

Así que, esfuérzate y sé valiente, no temas ni desmayes.
¡Persevera hasta el final!

El reto de esta semana es aumentar 5 minutos más a tu caminata diaria, para un total ahora de **25 minutos diarios**, durante 5 días a la semana. ¿Cómo va esa resistencia? No olvides consumir agua y caminar a un ritmo moderado. Espero lo estés disfrutando y te sientas con más energía.

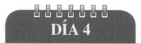

DÍA 4

EL DESCANSO

"Vengan a mi todos ustedes que están cansados
y agobiados, y yo les daré descanso".
Mateo 11:28 (NVI)

**Reto de la semana: Evitar consumir cafeína,
bebidas alcohólicas y el fumar.**

Algunas personas piensan que descansar es sinónimo de vagancia y no es cierto, siempre y cuando lo hagamos en su justa medida: La que el cuerpo necesita. Cuando nuestro cuerpo no reposa, se producen una serie de síntomas como irritabilidad, agotamiento y dificultad para concentrarnos, aunque no lo creas, también aumenta la posibilidad de subir de peso. Y, por si fuera poco, también puede generar depresión y ansiedad. He ahí la razón por la cual la Biblia nos habla de la importancia de descansar.

Descansar es fundamental para estar en óptimas condiciones y así servirle a Dios con entrega y pasión. Si es algo que no estabas haciendo lo suficiente, comienza hoy. ¡Nunca es tarde para hacer lo bueno!

El reto de esta semana para ti es evitar ingerir cafeína, bebidas alcohólicas y el fumar.

A algunas personas estos productos les afecta en su descanso, por eso se recomienda eliminarlos del todo o reducirlos lo más que se pueda.

A la misma vez, evita pensamientos o preocupaciones a la hora de dormir, recuerda cada día trae su propio afán.

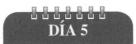

DÍA 5

EL MANEJO DEL ESTRÉS

"Pero yo le cantaré a tu poder, y por la mañana alabare tu amor; porque tú eres mi protector, mi refugio en momentos de angustia".
Salmo 59:16 (NVI)

Reto de la semana: Identifica los factores de estrés que te generan las relaciones interpersonales y tu trabajo.

El salmista David conocía muy bien el poder de la alabanza en momentos de angustia. La Biblia está llena de ejemplos en donde la acción de adorar a Dios rompió cadenas, destruyó murallas, salvó naciones y derrotó a enemigos.

La música tiene la capacidad de modificar nuestro estado de ánimo, ya que afecta nuestro subconsciente donde están los pensamientos negativos que nos generan estrés. ¿Recuerdas como el llanto de tu bebe se calmaba y entraba en un profundo sueño al escuchar una melodía? Así que cada vez que te encuentres en ansiedad, te invito a entonar una canción.

El reto de esta semana continúa en la **Tarea Práctica asignada para este día en la sección de Anexos, página 114.** Enfócate ahora en el estado actual de tus relaciones interpersonales y de trabajo. Luego hazte una evaluación personal con estas dos preguntas:

- ¿Cómo están tus relaciones interpersonales?
- ¿Cómo están tus relaciones de trabajo?

La idea es que vayas eliminando de tu vida estos factores de estrés que te quitan tu tranquilidad.

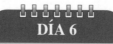

DÍA 6

LA MEDITACIÓN Y RELAJACIÓN

"No se inquieten por nada; más bien, en toda ocasión,
con oración y ruego, presenten sus peticiones
a Dios y denle gracias".
Filipenses 4:6 (NVI)

Reto de la semana: Técnica de Relajación Muscular con Movimiento.

La oración es un diálogo, no un monólogo. Para orar eficazmente debemos tanto hablar con Dios como escuchar a Dios. Dios no está allí solo para oír nuestra petición, sino también para guiar nuestras vidas, por eso es importante que en medio de tu oración tengas momentos de silencio y meditación en Él. Es en ese tiempo que Dios comienza a hablar a tu corazón, y empieza a guiar tu vida. Toma un tiempo ahora para meditar en el amor de Dios para contigo; agradécele que te haya puesto el deseo de cuidar tu Salud colocando este **Devocional de la Salud**, *40 días que transformarán tu Vida y tu Salud,* en tus manos. Cuando caminamos de la mano de Dios, nada es casualidad, Dios siempre tiene un propósito con nosotros.

Te felicito ya que has practicado muy bien la técnica de Respiración 7-7-7. **Esta semana el reto es realizar las Técnicas de Relajación Muscular Con Movimiento.** No olvides que se encuentran en la **sección de Anexos, página 114 de este Devocional de la Salud.** La duración mínima del ejercicio será: 15 minutos.

Hazla por lo menos tres días en la semana sin falta.

Luego, o en algún momento de la semana, tomar un baño caliente y relajante en la ducha o en la tina, con jabón de espuma y el aroma que más te guste, toma un baño a vapor o un baño turco. También puedes pasar unos 15 minutos relajando tus músculos en un Jacuzzi.

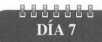

DÍA 7

LA SALUD BUCAL

"En la lengua hay poder de vida y muerte;
quienes la aman comerán de su fruto".
Proverbios 18:21 (NVI)

Reto de la semana: Utilizar un Limpiador de Lengua.

Básicamente nuestro versículo para meditar en el día de hoy nos está diciendo que cada vez que abrimos nuestra boca estaremos soltando palabras de maldición o de bendición, y del resultado de ellas vamos a comer inevitablemente, sea bueno o sea malo. Las palabras que hablamos tienen el poder de transformar nuestra existencia. Muchos se quejan de lo que ven a su alrededor, pero es muy probable que se deba a los que han estado declarando por años con su boca.

Hoy te invito a evaluar la manera cómo hablas y reaccionas sobre las circunstancias que te rodean. Estoy seguro de que si comienzas a pronunciar palabras de vida, verás como todo cambia a tu alrededor y a tu favor. ¡Pruébalo!

El reto a partir de esta semana, en relación a tu Salud Bucal, será utilizar un **limpiador de lengua**. No me estoy refiriendo a la parte de atrás de tu cepillo dental, se trata de un utensilio de acero inoxidable en forma de U. En cualquier supermercado, farmacia o en internet lo podrás encontrar, o consúltale a tu dentista u odontólogo principal.

Esto debes hacerlo al menos después de la cena, notarás un gran cambio para que puedas degustar mejor los alimentos.

EL
DESCANSO

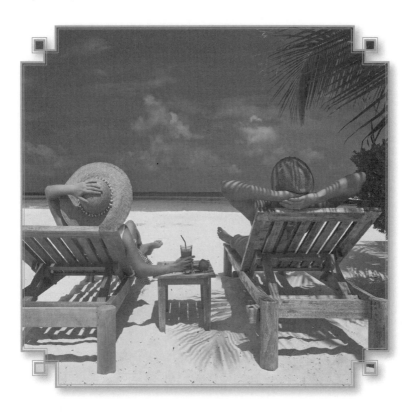

LA MEDITACIÓN
Y RELAJACIÓN

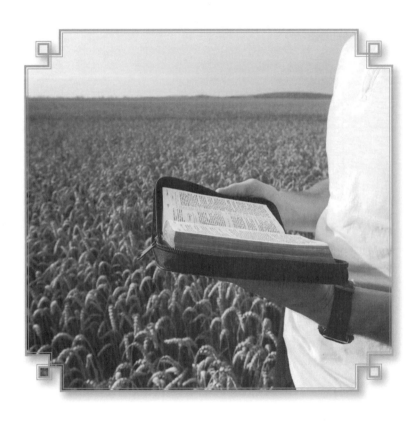

SEMANA 4

**Escalando nuevos niveles en mi Salud Integral:
Cuerpo, Mente y Espíritu.**

*"Yo he conocido que no hay para ellos cosa mejor que alegrarse,
y hacer bien en su vida; y también que es don de Dios que todo
hombre coma y beba, y goce el bien de toda su labor".*
Eclesiastés 3:12-13 (RVR1960)

La Salud es un regalo que Dios nos da. Por eso **quiero
felicitarte** por todo el esfuerzo que has hecho por cuidar
cada área de tu ser: tu espíritu, con el cual puedes conectarte
con Dios; el alma, donde se encuentra la mente, la voluntad y
las emociones, y tu cuerpo físico, el templo de Dios. La idea
no es enfocarnos en un área más que en otra, sino poder crear
un balance entre ellas. Todas son importantes.

No estás en esta tierra por casualidad. Tienes un propósito
divino que cumplir. Y ese propósito será tan exitoso como
la forma en que cuidas de ti mismo. Muchos no reflexionan
sobre este particular, ya que puedo ver la cantidad de señales
y síntomas, que sus cuerpos presentan, las cuales son una
alerta roja de que algo anda mal en su Salud. De ahí que **es
importante ir al médico** mínimo una vez al año.

Dios no puede usar a una persona enferma al mismo nivel
que una que goza de buena Salud. Por eso Él necesita que
cuides de ti mismo. No estarás en la tierra por la eternidad,
pero mientras estés aquí el Señor te dice que debes cuidar
y administrar tu Salud con sabiduría para que mantengas
una vida abundante y puedas servirle a Dios con tu máximo
potencial.

DÍA 1

UNA ALIMENTACIÓN SALUDABLE

*"Por tanto, celebro la alegría, pues no hay para el hombre
nada mejor en esta vida que comer, beber y divertirse,
pues solo eso le queda de tanto afanarse
en esta vida que Dios le ha dado..."*
Eclesiastés 8:15 (RVR1960)

Reto de la semana: Reducir el consumo de GRASAS dañinas para la Salud.

Como todo es bueno en su justa medida, a continuación, te dejo saber una lista de **alimentos** que es recomendable comenzar a **reducir** en tu **dieta diaria**.

Alimentos con Grasas Saturadas (Grasas malas): manteca, tocino, mantequilla, carne molida regular, aceite de palma, mantequilla de cacao, carnes procesadas (salchichas, tocino, mortadela y jamón), quesos regulares, queso crema, crema agria, entre otros.

Alimentos con Grasas Trans (Grasas mortales): margarinas, empanizados y frituras, comida chatarra, manteca en barra, papas fritas, pasteles, chocolates, caramelos, masa para tortas, productos pre-cocidos (empanadas, croquetas, pastas, pizza, entre otros).

Ahora veremos las alternativas para reemplazar o disminuir el consumo de estos alimentos grasos, que causan tanto daño a tu Salud.

- Evitar los alimentos fritos, y a cambio asarlos o cocerlos al vapor.

- Buscar otras alternativas de queso de vaca por queso vegetariano o parmesano, o reducir su consumo.
- Evitar los embutidos, es mejor comprar carne buena y libre de grasa, hacerla moler y prepararla en casa.
- En reemplazo de margarinas y mantequillas; utiliza mantequilla de almendra o de maní.
- Las papas en vez de freírlas, cocínalas al horno o al vapor.
- Usar poco aceite en las comidas que prepares, no llevar al calor el aceite de oliva, este debe consumirse crudo.

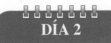

DÍA 2

LA DESINTOXICACIÓN

*"Más bien debemos escribirles que se abstengan de lo
contaminado por los ídolos, de la inmoralidad sexual,
de la carne de animales estrangulados y de sangre".*
Hechos 15:20 (NVI)

Reto de la semana: Realizar un día de ayuno.

Abstenernos de cosas que pueden perjudicar nuestra Salud integral es de sabios. Si tú en este día reconoces que mantienes una práctica o costumbre que sabes en tu corazón que no le agrada a Dios, te animo a que hoy tomes un paso de fe y deseches aquello que tarde o temprano te hará daño. El Señor desea que nos despojemos del pecado y que nos limpiemos de todo mal. No temas, el Espíritu Santo te ayudará en este proceso de limpieza espiritual y te dará las fuerzas que necesitas para tomar esa decisión.

Aprovecha el reto de esta semana para conectarte en intimidad con Dios. **El reto es realizar un día de ayuno.** Escoge el día de la semana que puedas estar el mayor tiempo en tu casa para que a la vez medites en Su Palabra.

En este día solamente vas a consumir frutas, verduras y vegetales en el desayuno, en el almuerzo y en la cena; y tomarás de 6 a 8 vasos de agua de 8 Oz.

Quiero decirte que los ayunos no desintoxican, pero sí hacen que descanse tu organismo para que este pueda recuperarse. Hazlo, verás lo bien que te sentirás.

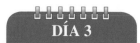

DÍA 3

UNA VIDA EN MOVIMIENTO

*"Pero los que confían en el Señor renovarán sus fuerzas;
volarán como las águilas: correrán y no se fatigarán,
caminarán y no se cansarán".*

Isaías 40:31 (NVI)

Reto de la semana: Añadir 5 minutos más a tu caminata diaria.

El fracaso consiste en no persistir, en desanimarse después de un error, en no levantarse después de caer. Ese el plan del enemigo, debilitarte para que abandones tus sueños más preciados. Hoy te animo a fortalecer tu confianza en Dios. Si no te esfuerzas hasta el máximo, ¿cómo sabrás donde está tu límite? Tú eres un ganador, no dejes que el enemigo robe tus fuerzas y tus recursos.

Recuerda la vida de Josué. Él tuvo la tarea de llevar al pueblo de Israel a la tierra prometida. Dios sabía que iba a ser una tarea difícil para Josué, por eso le dijo: esfuérzate y se valiente, no temas, ni desmayes, medita en mi Palabra de día y de noche y haz mi voluntad, todo te saldrá bien.

En esta semana te reto a aumentar 5 minutos más a tu caminata diaria, para un total de **30 minutos diarios** durante 5 días a la semana. Deseo lo estés disfrutando y te sientas con más energía cada día.

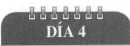

DÍA 4

EL DESCANSO

"El fortalece al cansado y acrecienta las fuerzas del débil".
Isaías 40:29 (NVI)

Reto de la semana: Evita el uso del celular, computador y televisor al dormir.

Esta es una semana crucial. Todo lo bueno que has estado practicando hasta ahora está a punto de convertirse en un hábito en tu vida. Quizá tú seas de las personas que les cuesta sacar un tiempo para reposar o cumplir con la cuota ideal de horas de sueño: 8 horas diarias. Pero es importante que le des el debido valor a tu tiempo de descanso. Dormir bien ayuda a reparar las células y a controlar el uso de tu energía. Oxigena tu cerebro ayudándote a pensar con más claridad y baja tus niveles de estrés.

Dios desea que descanses, y que descanses bien, aunque se te presenten factores que pueden ser de tropiezo para que no logres un buen descanso en las noches; te animo a mantenerte firme en tu fuerza de voluntad y tu dominio propio, y podrás lograrlo. Recuerda que Dios está de tu parte.

En esta semana el reto es que evites el uso de tu computadora, tu laptop o iPad y tu teléfono móvil, una hora antes de dormir. Aprovecha ese tiempo para meditar en la Palabra o compartir con tu familia. También te invito que **evites ver televisión**, ya que se ha comprobado científicamente que hacerlo antes de dormir perturba el sueño.

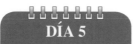

DÍA 5

EL MANEJO DEL ESTRÉS

*"Si es posible, en cuanto dependa de vosotros,
estad en paz con todos los hombres".*
Romanos 12:18 (RVR1960)

**Reto de la semana: Identifica los factores
de estrés en tu vida espiritual.**

La actitud que tengamos hacia la vida nos puede ahorrar muchos malestares. A la mayoría de las personas les gusta quejarse de todo lo que les molesta, y en vez de tomar una actitud conciliadora, entran en pleitos innecesarios que luego dejan heridas y personas enemistadas. Estas reacciones muchas veces son provocadas por los altos niveles de estrés que manejamos.

Tenemos dos maneras de afrontar nuestros problemas y dificultades: enfocarnos en todo lo negativo que acontece a nuestro alrededor o enfocarnos en todo lo bueno y positivo que poseemos y buscar soluciones.

Recordemos lo que hemos aprendido anteriormente: Lo que declaramos con nuestra boca tiene el poder de sumirnos en el fracaso o llevarnos a una vida de prosperidad. Todo lo que sembremos en la vida, tarde o temprano producirá frutos dulces o amargos.

En este día realiza la Tarea Práctica presentada en la sección de Anexos, página 115. Enfócate esta semana en estas dos preguntas:

- ¿Cómo está tu vida Espiritual?
- ¿Cómo está tu relación con el medio ambiente en que vives?

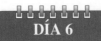

DÍA 6

LA MEDITACIÓN Y RELAJACIÓN

"Pues así ha dicho Jehová de los ejércitos: Meditad bien sobre vuestros caminos".
Hageo 1:5 (RVR1960)

Reto de la semana: Realizar otras técnicas de Relajación Muscular Con Movimiento.

La meditación nos hace reflexionar sobre nuestro proceder y nos lleva a hacer los ajustes necesarios para corregir nuestro camino. Por eso, un aspecto importante que debemos tomar en cuenta al sentarnos a escuchar la voz de Dios es tener la actitud correcta. Es decir, abrir nuestro corazón para lo que Dios nos revele y estar listos para obedecerle. Si no estamos dispuestos a hacer Su voluntad, no podremos oír claramente su voz. Estaremos rechazando todo lo que Dios coloque en nuestro corazón y que choque con nuestro orgullo, nuestra falta de perdón, falta de compromiso, etc.

Cada vez que te sientes a meditar en la Palabra de Dios ten en cuenta esta verdad y entiende que lo mejor que podemos hacer en la vida es *seguir a Jesús.*

Esta semana quiero que continúes practicando la Técnica de Respiración 7-7-7 antes del reto de la semana. **Y el reto será realizar otras técnicas de Relajación Muscular Con Movimiento**, escoge las que más te gusten; deseo que puedas familiarizarte con ellas ya que son muy útiles para liberar niveles de estrés. Recuerda que se encuentran en detalle en la sección de **Anexos página 116**. La duración mínima del ejercicio será: 15 minutos.

Estas son algunas actividades que te propongo realices para el ejercicio:

- En una posición cómoda escucha música suave.
- Lee frases inspiradoras.
- Ve a la playa y observa el mar. Ve a un lago cercano o a un sitio donde haya árboles, observa y disfruta lo hermoso de la naturaleza que Dios nos ha dado.

DÍA 7

LA SALUD BUCAL

"Bendeciré a Jehová en todo tiempo;
Su alabanza estará de continuo en mi boca".
Salmos 34:1 (RVR1960)

Reto de la semana: Reducir el consumo de azúcar.

Que bendición poder terminar esta semana abriendo nuestra boca para alabar a Dios por todas sus bondades. El Salmista David conocía este secreto muy bien. Aunque él pasó por un sin número de *sinsabores*: por persecuciones, por peligros, por rechazos; pudo conocer en la intimidad con Dios el secreto de la alabanza. La alabanza no es solo para exaltar al Señor cuando las cosas nos salen bien, es también para callar la voz del enemigo cuando las cosas nos salen mal, ya que humanamente lo que nos provocará será pronunciar palabras de queja, palabras de temor, palabras negativas; pero al alabar a Dios en medio de nuestros problemas, anulamos toda acción de Satanás y este huirá de nuestro lado.

Alabar a Dios en medio de nuestras dificultades muestra nuestra confianza en sus promesas y automáticamente esta acción desatará el poder de lo Sobrenatural en cada situación que enfrentemos. ¡Alabemos al Padre en todo tiempo!

El reto de esta semana es reducir el consumo de azúcar. Esto será de gran beneficio para tu salud bucal; ya que el azúcar es una amenaza para el esmalte de tus dientes. Recuerda en este día sumar los retos previos de tu higiene bucal.

EL MANEJO DEL ESTRÉS

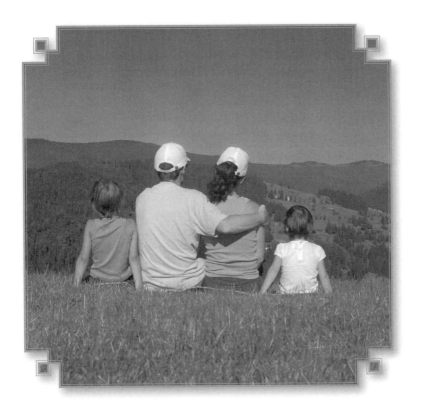

LA SALUD BUCAL

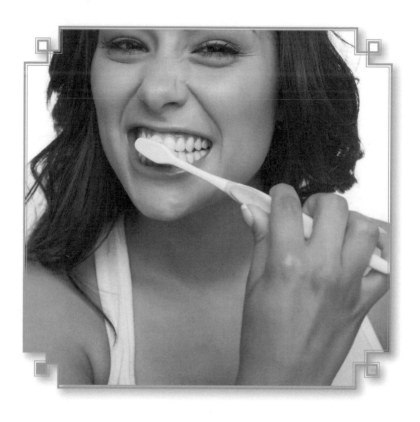

SEMANA 5

¡La recta final!

"He peleado la buena batalla,
he acabado la carrera, he guardado la fe".
2 Timoteo 4:7 (RVR1960)

Nos **acercamos a la meta,** comenzamos a experimentar un sinnúmero de emociones, gozo, alegría, esperanza; nuestra adrenalina se dispara y sacamos todas las fuerzas que nos quedan. Es el momento decisivo. Pasamos días, semanas preparándonos para este gran momento y ha llegado la hora de recibir el premio a todo el esfuerzo invertido. Mientras más cerca estamos de ese final, nos mantenemos optimistas y firme con mi **Cuerpo, Mente y Espíritu** puestos en la meta ya que por experiencia sabemos que cualquier pensamiento de duda, de derrota, de desánimo, nos podría afectar. Esta descripción, que bien pudiese ser la de un corredor olímpico, es la misma que todos experimentamos cuando nos trazamos un objetivo y nos acercamos a su final y feliz cumplimiento.

En esta etapa culminante es importante mantener las fuerzas, mantener la fe, no desmayar, no escuchar voces extrañas, desechar todo pensamiento negativo de que no lo lograremos, alejarnos de aquellas personas que continuamente nos lanzan comentarios negativos sobre lo que nos hemos propuesto y tener la confianza de que Dios está con nosotros, y sí llegaremos a la meta final. ¡Que Bendición!

Esta semana es tu prueba final. Sé que alcanzarás el reto que cada día te traerá, porque eres fiel al compromiso que has pactado contigo mismo y con Dios. Nada te detendrá.

¡Adelante!

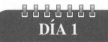

DÍA 1

UNA ALIMENTACIÓN SALUDABLE

"Pero todo el que me oye estas palabras y no las pone en práctica es como un hombre insensato...".
Mateo 7:26 (NVI)

Reto de la semana: reducir el consumo de la sal y el azúcar.

Una de las cosas que siempre comparto en mis conferencias es que el único conocimiento que nos da poder y puede provocar cambios positivos a nuestro alrededor, es aquél que podemos aplicar en nuestras vidas. De nada nos sirve aprender y aprender, si no colocamos en práctica lo aprendido. Es allí donde realmente el aprendizaje cobra valor. Así sucede en nuestra vida cristiana, Dios nos ha entregado un conocimiento muy valioso en la Biblia, que tiene el objetivo de enseñarnos a cómo conducirnos en la tierra, desde el momento en que nacemos, hasta que el día en que partimos de este lugar. Pues Él desea que lo pongamos en práctica, y que a través de esa obediencia su nombre sea glorificado.

El reto para esta semana es reducir el consumo de sal y azúcar. Recuerda que los alimentos que consumimos por lo general ya tienen incluida la sal y el azúcar, por lo tanto, es mejor no añadir más de ellos en tu alimentación.

Aprende a revisar las etiquetas de los productos donde está el Factor Nutricional, es muy importante. El ser humano debe consumir 500 mg de sal (sodio) al día, o un máximo 1000 mg al día.

A demás de lo malo que son los azucares artificiales para tu Salud, según la Asociación Americana del Corazón, lo máximo de azucares adicionales que debes consumir por día es 37.5 g para hombres y 25 g para mujeres. Solo una soda pequeña de 12 Oz excede tu día completo con 39 g de azúcar.

Recuerda que los carbohidratos se convierten en azúcares dentro del organismo, por lo tanto, debes reducir su consumo.

En cuanto a tu alimentación, en términos generales, recomiendo que debe tener la siguiente composición:

70% Vegetales, Frutas y Verduras
20% Proteína (Animal y Vegetal)
10% Grasa

A la vez, hidratar el cuerpo con agua o té de hierbas libre de cafeína.

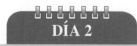

DÍA 2

LA DESINTOXICACIÓN

"Ama al Señor tu Dios con todo tu corazón,
con toda tu alma, con toda tu mente
y con todas tus fuerzas".
Marcos 12:30 (NVI)

Reto de la semana: Incrementar el consumo de los alimentos alcalinos y reducir los alimentos ácidos.

Amar a Dios es agradarle. Cuando amamos a Dios estamos dispuestos a hacer su voluntad. Este versículo para meditar hoy es interesante ya que nos habla de que debemos amar a Dios en espíritu, alma y cuerpo, es decir, de manera integral. Sin embrago, muchas veces nuestra carne va por un lado y nuestro espíritu por otro, hacemos lo que no queremos y lo que queremos hacer no lo hacemos. Nuestras emociones también nos traicionan y caemos en la trampa del pecado.

Hoy no te desanimes, tenemos a Jesucristo, nuestro Sumo Sacerdote, el cual no sólo se compadece de nuestras debilidades, sino que está presto a levantarnos y darnos una nueva oportunidad. Si le has fallado a Dios, ve ante Su presencia con corazón arrepentido, de seguro escuchará tu oración y recibirás el perdón de tus pecados.

El reto de esta semana será incrementar el consumo de los alimentos alcalinos y reducir el consumo de los alimentos ácidos. Te presento una lista amplia de algunos de ellos. Recuerda que cuando nuestro cuerpo está más alcalino, evita que nos enfermemos con facilidad.

Alimentos Alcalinos: Vegetales y verduras de hojas verdes, espinaca, algas, aguacate, limón, aceite de oliva, frutos secos y semillas, entre otros.

Alimentos Ácidos: Azúcar, harinas blancas, jugos de botella, chocolate, café, carnes rojas y de cerdo, embutidos, comida chatarra, entre otros.

DÍA 3

UNA VIDA EN MOVIMIENTO

*"El que trabaja la tierra tendrá abundante comida;
el que sueña despierto solo abundará en pobreza".*
Proverbios 28:19 (NVI)

**Reto de la semana: Caminar 30 minutos diarios,
5 días a la semana.**

¿Cuáles son los sueños que Dios ha puesto en tu corazón?
¿Qué has hecho para hacerlos realidad? La fe sin obras es
muerta. Hace falta la acción para que cambios comiencen
a tomar lugar. Algunos piensan que sus sueños se darán de
la noche a la mañana, o por arte de magia; pero sólo estás
soñando despierto, porque en la realidad, todo dependerá de
la constancia y la perseverancia que le pongas a tus sueños.

Todo en la vida requiere de un esfuerzo, y más si es una meta
a alcanzar. La buena noticia es que Dios nos promete que, si
somos personas esforzadas y valientes, tendremos en abun-
dancia y todo lo que nos propongamos de corazón, y de la
mano del Señor, prosperará. Camina en fe.

**El reto de esta semana es continuar caminando 30 minu-
tos diarios, durante 5 días a la semana.** Utiliza una pesa
para cada mano de ½ libra cada una, y camina con ellas haciendo movimientos suaves de brazos. Utilízalas durante el
tiempo que puedas en tu caminata, y vas incrementando poco
a poco en la caminata con estas pesas hasta que lo hagas todo
el tiempo con ellas. Deseo lo estés disfrutando y te sientas
con más energía cada día.

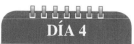

DÍA 4

EL DESCANSO

"El Señor te protegerá; de todo mal protegerá tu vida.
El Señor te cuidará en el hogar y en el camino,
desde ahora y para siempre".
Salmo 121:5-8 (NVI)

Reto de la semana: Seguir las instrucciones
dadas para un sueño placentero.

¡Qué promesa tan hermosa en la cual podemos descansar en este día! Dios ha prometido cuidarnos en el hogar y en el camino.

¿Puedes tú creer esta promesa? Sé que una de las cosas que más nos cuesta es poder confiar en que *Dios se está encargando de todo a nuestro alrededor.* Pero es la única manera en que Él realmente puede actuar a tu favor. No puedes estar dudando si Dios lo hará o no, porque la duda contamina tu fe, y por ende comienzas a actuar en temor y en desconfianza anulando la promesa de protección sobre tu vida. Por el contrario, la confianza en Dios te hace reposar y descansar en la realidad de que Él te ama y tiene cuidado de ti.

Te reto esta semana a descansar en esta promesa de protección y cuidado, hazla parte de tu vida. Para un sueño placentero quiero que también sigas están instrucciones:

- Evita consumir alimentos pesados antes de dormir.
- Evita el uso de diuréticos antes de acostarte.
- Evita tomar agua antes de ir a dormir.

- Duerme en una posición cómoda.
- Al acostarte, trae pensamientos positivos a tu mente, son muy importantes para tener un sueño placentero.

DÍA 5

EL MANEJO DEL ESTRÉS

En mi angustia invoqué al Señor;
clamé a mi Dios, él me escuchó desde su templo;
¡mi clamor llegó a sus oídos!
Salmos 18:6 (NVI)

**Reto de la semana: Seguir las instrucciones
dadas para liberar el Estrés.**

Estaba en angustia, clamé a Dios y Él escuchó mi clamor.
El salmista David nos deja ver que, si estamos en Cristo, podemos invocar a Dios en oración, y Él nos oye. Ahora bien,
¿Por qué hay tantos cristianos que *sienten* que Dios no los escucha?, precisamente por eso, porque Dios no los ha llamado
a *sentir* sino a *creer*. Creer en Su Palabra y en sus promesas.
Dejarnos dominar por nuestros sentimientos es sumamente
peligroso. La Biblia dice: *"porque por fe andamos, no por
vista"*. Es decir que, aunque yo no vea, oiga, sienta y escuche
lo que estoy esperando en fe, tengo que creer que mi oración
ha sido escuchada y por lo tanto lo recibiré.

Sea lo que sea por lo cual estás creyendo, libérate de la angustia, porque Dios ha escuchado tu oración.

Mientras tanto quiero que tomes como **reto de esta semana
los siguientes hábitos para eliminar el Estrés Crónico**:

- No lleves trabajo pendiente a tu casa.
- Aumenta tu sentido del humor.
- Suelta la ira, el rencor y el odio y sonríe más.
- Ama más y perdona más.

Puedes ampliar esta lista de hábitos que te ayudarán a eliminar el estrés crónico en la sección de **Anexos, página 117**.

LA MEDITACIÓN Y RELAJACIÓN

"En tus mandamientos meditaré;
Consideraré tus caminos".
Salmos 119:15 (RVR1960)

Reto de la semana: Realizar la Técnica Meditando con Jesús.

Una cosa es leer, y otra cosa es meditar. En general, cuando meditamos estamos reflexionando sobre un asunto en particular y estamos evaluando su efecto en nosotros. Cuando meditamos en la Palabra, reflexionamos acerca de lo que Dios nos ha dicho en la Escritura y preparamos nuestra mente y corazón para tomar la acción requerida sobre lo que Dios nos está dejando ver.

Estoy seguro de que cuando le pides algo a Dios, esperas que Él te responda lo más pronto posible. Bueno, déjame decirte que la gran mayoría de las respuestas a tus oraciones vendrán cuando separes un tiempo a solas con Dios, y comiences a meditar en Su Palabra. Si algo te afana en este día, confórtate al meditar en Sus verdades divinas y estatutos.

El reto de este día es realizar durante esta semana la Técnica *Meditando con Jesús,* la cual puedes hacer siguiendo las instrucciones que están en la sección de **Anexos, página 117**.

Mientras tanto, quiero que continúes practicando esta semana la técnica de Respiración 7-7-7, la cual te ayudará a tener un mejor tiempo de meditación en la Palabra. Hazla al menos 3 veces durante esta semana, si la puedes practicar más veces, será mucho mejor.

DÍA 7

LA SALUD BUCAL

"Así que anda ya, que yo estaré con tu boca y te enseñaré lo que tengas que decir".
Éxodos 4:12 (RVC)

Reto de la semana: Aumenta el consumo de alimentos ricos en vitamina A y C.

Dios está contigo. Sea cual sea la situación que tengas que confrontar, avanza confiado, porque el Señor a través de su Espíritu Santo, pondrá en tu boca las palabras necesarias para traer paz y sanidad a tu corazón.

No esperes más. Es tiempo de actuar. Es hora de dejar a un lado el temor, la timidez y las excusas. Si Dios está contigo ¿Quién podrá venir en contra tuya? Abre tu boca porque hay una autoridad que te ha sido dada en el poderoso Nombre de Jesús. El que llama las cosas que no son como si *fuesen*, está de tu lado. ¡Amén!

El reto de este día es consumir alimentos ricos en vitamina A y C, los cuales serán de gran beneficio para tu Salud Bucal. Te ayudarán a fortalecer los dientes y encías. Ve a la **sección de Anexos, página 119**, y encontrarás algunos de estos alimentos.

Te recomiendo programar hoy una cita con tu dentista u odontólogo principal para una revisión general de tu dentadura. Es muy importante hacerte chequeos periódicos que puedan prevenir cualquier caries o enfermedad bucal; al menos 1 o 2 veces al año.

AUTOEVALUANDO NUESTRO COMPROMISO

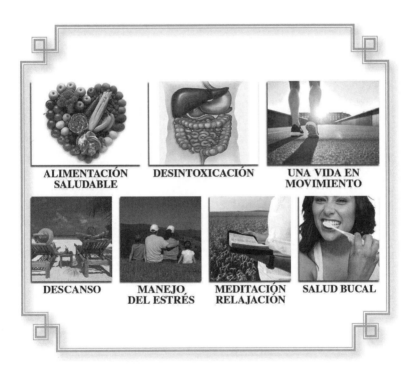

ALIMENTACIÓN SALUDABLE

DESINTOXICACIÓN

UNA VIDA EN MOVIMIENTO

DESCANSO

MANEJO DEL ESTRÉS

MEDITACIÓN RELAJACIÓN

SALUD BUCAL

SEMANA 6

AUTOEVALUANDO NUESTRO COMPROMISO

*"Por la misericordia del Señor no hemos sido
consumidos; ¡nunca su misericordia se ha agotado!
¡Grande es su fidelidad, y cada mañana se renueva!"*
Lamentaciones 3:22-23 (RVC)

¡Que bendición poder contar con la misericordia de Dios en nuestras vidas! Contrario a lo que algunos piensan, que el Señor solo está presto para castigar al malvado y al pecador, la Biblia declara que Él es lento para la ira y grande en misericordia. Esto nos revela Su gran amor por nosotros, por encima de nuestras faltas y debilidades.

No importa cuán lejos te has ido de la presencia de Dios o lo grave de tus ofensas ante Él. Su corazón siempre está dispuesto para escuchar tu confesión; sus brazos siempre estarán abiertos para el día en que decidas regresar. Hay personas que se auto condenan y creen que no merecen el perdón divino. Pero hoy Dios te dice: *"Vuélvete a mí, si tus pecados son rojos como el carmesí, vendrán a ser como blanca lana".*

Nunca es tarde para comenzar de nuevo. Nunca es tarde para rectificar. Hoy Dios te guía de la mano y te coloca sobre la Roca, que es Cristo. Tú si puedes. Declara con tu boca: ¡Fuerte soy!

Si por algún motivo no seguiste muy de cerca los **tres pasos para lograr un cambio permanente**, que se encuentran en la página 20 de este **Devocional de la Salud**, te animo a que los retomes hoy, ya que **son la clave** para que puedas **lograr tus metas** en tu **Salud Integral: Cuerpo, Mente y Espíritu.**

DÍA 1

MANTENIENDO MIS HÁBITOS SALUDABLES

"Y el segundo es semejante al primero:
"Amarás a tu prójimo como a ti mismo".
Mateo 22:39 (RVC)

Reto del día: Retomar todo lo que no pudiste lograr en la Semana 1.

Una de las cosas a las cuales necesitamos serle fiel, luego del Señor, es a nosotros mismo. Hay personas que siempre están abocadas a los demás, a su trabajo, a su cónyuge, a sus hijos, a los familiares, amigos, etc. Pero les cuesta pensar en sí mismos; en sus propias necesidades de amor, descanso, cuidado y atención.

En este día Dios te está dejando saber que para que puedas realmente amar a tu prójimo, es necesario amarte a ti primero, de lo contrario, si continúas gastándote en otros, sin pensar en ti, llegarás a un punto de insatisfacción donde inconscientemente culparás a otros de tu infelicidad. No es malo pensar en ti, recuerda que en la medida que te ames a ti mismo, podrás amar a otros en verdad. Valórate.

Si no cumpliste con uno o más de los **retos (actividades y recomendaciones)** de la **primera semana**, te animo a que lo retomes hoy. **Aquí te lo recuerdo**:

Día 1. Reducir el consumo de lácteos, opta por fuentes de origen vegetal.

Día 2. Toma el agua que tu cuerpo necesita: mínimo de 4 a 6 vasos al día.

Día 3. Te animo a que camines hoy 15 minutos o más.

Día 4. Recuerda acostarte y levantarte todos los días a la misma hora.

Día 5. Medita hoy en cómo está tu relación con Dios y con tu familia.

Día 6. Haz la técnica de respiración 7-7-7.

Día 7. Usa el hilo dental luego de cada comida y cepíllate los dientes tres veces al día.

¡CELEBRA UN DÍA VICTORIOSO!

"Ahora bien, sabemos que Dios dispone todas las cosas para el bien de quienes lo aman, los que han sido llamados de acuerdo con su propósito".
Romanos 8:28 (NVI)

Reto del día: Retomar todo lo que no pudiste lograr en la Semana 2.

Quizá en algún momento de tu vida has experimentado, algún hecho traumático, doloroso, que ha marcado tu corazón. La primera reacción que siempre viene a nuestra mente es ¿Por qué Dios permitió que esto me pasara? ¿Por qué no hizo algo para detener el mal que se avecinaba o por lo menos para avisarme, y así estar preparado? Sí, tendemos a pensar que Dios tiene el control absoluto de todo lo que nos pasa, pero no es así, la mayoría de nuestras tragedias son un producto de nuestras malas decisiones, o de las decisiones de aquellos quienes nos rodean. Dios solo está en control de aquello a lo cual tú le has entregado en sus manos y le has rendido completamente, en obediencia a Su Palabra. Es entonces, donde puedes descansar confiado de que, aunque no entiendas lo que sucede, Él está obrando a tu favor, y verás el bien que resultará.

Si no cumpliste con uno o más de los **retos (actividades y recomendaciones)** de la **segunda semana**, te animo a que lo retomes hoy. **Aquí te lo recuerdo**:

Día 1. Reduce hoy el consumo de Carbohidratos, en especial los Carbohidratos Simples.

Día 2. Realiza una Desintoxicación Completa de tu Sistema Digestivo (te recomiendo hacer el BODY TUNEUP).

Día 3. Te animo a que camines hoy 20 minutos.

Día 4. Recuerda no ingerir alimentos pesados antes de ir a dormir.

Día 5. Piensa hoy en cómo estás manejando tu Salud Emocional y tus Finanzas, ¿Las estás administrando bien? ¿Cómo está tu corazón?

Día 6. Practica la técnica de Relajación Muscular Sin Movimiento.

Día 7. Utiliza un enjuague bucal después de cepillarte los dientes, libre de alcohol.

DÍA 3

DESECHA TODO PENSAMIENTO NEGATIVO

"Por lo demás, hermanos, piensen en todo lo que es verdadero, en todo lo honesto*, en todo lo justo, en todo lo puro, en todo lo amable, en todo lo que es digno de alabanza; si hay en ello alguna virtud, si hay algo que admirar, piensen en ello".
Filipenses 4:8 (RVC)

Reto del día: Retomar todo lo que no pudiste lograr en la Semana 3.

Los pensamientos negativos tienen sólo un propósito: sembrar duda y temor a tu alrededor. Cuando un pensamiento contrario llega a tu mente, lo primero que tienes que hacer es desecharlo inmediatamente, si permites que se quede por un momento, comenzará a desarrollarse y cada momento que pase te será más difícil eliminarlo. No solo eso, sino que afectará tus emociones y habrás abierto una puerta legal para que el enemigo robe tu paz y tu confianza en Dios.

La única manera de evitarlo es transformar tu manera de pensar. El apóstol Pablo nos aconseja en su carta a los filipenses que procuremos *pensar en todo lo bueno*. Si hoy has albergado en tu corazón algún pensamiento negativo, o quizá estás experimentando desánimo, desecha ese pensamiento en el Nombre de Jesús. Piensa en todas las cosas buenas que sí tienes alrededor. De seguro son muchas, enfócate en ellas. Recuerda que la vida, el sustento y el abrigo, son suficientes razones para alegrar tu corazón.

Si no cumpliste con uno o más de los **retos (actividades y recomendaciones)** de la **tercera semana**, te animo a que lo retomes hoy. **Aquí te lo recuerdo**:

Día 1.   Reduce el consumo de los jugos procesados y las sodas.

Día 2.   Hoy te reto a que te tomes un jugo verde.

Día 3.   ¡Ánimo! hoy puedes caminar 25 minutos.

Día 4.   Evita consumir cafeína, bebidas alcohólicas y fumar, no te dejarán dormir.

Día 5.   Identifica tus factores de estrés en el trabajo y con tus amistades, los cuales te generan pensamientos negativos.

Día 6.   Realiza la técnica de Relajación Muscular Con Movimiento.

Día 7.   No olvides utilizar el limpiador de lengua antes de irte a acostar.

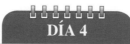

DÍA 4

DEDIQUEMOS ESTE DÍA A DIOS

¿No es más bien el ayuno que yo escogí, desatar las ligaduras de impiedad, soltar las cargas de opresión, y dejar ir libres a los quebrantados, y que rompáis todo yugo?
Isaías 58:6 (RVR1960)

Reto del día: Retomar todo lo que no pudiste lograr en la Semana 4

Es saludable tomar un día de ayuno cada cierto tiempo. El ayuno nos hace enfocarnos más en las cosas espirituales, nos permite tener un tiempo de intimidad con Dios sin distracción. El ayuno nos hace sensibles a la voz del Señor y lo que él desea que hagamos por su Reino. Así como el ayuno hace descansar nuestros órganos, así mismo también nos ayuda a limpiarnos de todo mal, sana nuestros corazones, liberta nuestra alma de toda opresión y rompe toda atadura.

Dios desea traer libertad a nuestras vidas para que seamos capaces de liberar a otros. El desea usarnos a nuestro máximo potencial, por eso está interesado en nuestra Sanidad Interior. Es importante recordar a este punto que **Dios** desea la **sanidad integral** de nuestras vidas: **Espíritu, Mente y Cuerpo**. Debemos dedicarles tiempo a estas tres áreas por igual. Es muy importante.

Si no cumpliste con uno o más de los **retos (actividades y recomendaciones)** de la **cuarta semana**, te animo a que lo retomes hoy. **Aquí te lo recuerdo:**

Día 1. Empieza hoy a reducir el consumo de grasas que le hacen daño a tu Salud.

Día 2. En este día, separa un tiempo de ayuno con Dios o programa un día de ayuno si no puedes hacerlo en el día de hoy. Puedes comer frutas, verduras y vegetales; incluye de 4 a 6 vasos de agua como mínimo.

Día 3. Hoy puedes caminar 30 minutos.

Día 4. Evita el uso del celular, computador y televisor antes de ir a dormir.

Día 5. Identifica los factores de estrés en tu vida espiritual.

Día 6. Aplica cualquiera de las técnicas de Relajación Muscular Con Movimiento.

Día 7. Reduce el consumo de azúcar, le hará bien a tu Salud bucal.

DÍA 5

¡LEVÁNTATE Y RESPLANDECE!

"Levántate, resplandece; porque ha venido tu luz,
y la gloria de Jehová ha nacido sobre ti".
Isaías 60:1 (RVR1960)

Reto del día: Retomar hoy todo lo que no pudiste lograr en la Semana 5

Ha llegado la hora final del *Devocional de la Salud*, donde has invertido **40 días que han Transformado tu Vida y tu Salud** bajo los Principios Bíblicos y los Principios de la Medicina Natural.

Te has trazado una meta y has sido fiel en tu deseo de cumplirla a cabalidad. Paso a paso y a tu ritmo, has logrado cambios significativos y trascendentales en tu vida, los cuales, de aquí en adelante, te ayudarán de manera práctica y sencilla, a mantener un estilo de vida saludable para siempre de manera integral: **Cuerpo, Mente y Espíritu**.

Ahora bien, Dios desea que te conviertas en un embajador de estas verdades y principios divinos aplicados a tu Salud Física, Emocional y Espiritual. Viviendo y enseñando a otros el cuidado del Templo donde habita el Espíritu Santo de Dios. Las Buenas Noticias son para compartirlas, ya que ellas traerán salvación a todos los que la oigan y pongan en práctica.

Primeramente, debes comenzar por tu familia, tu hogar; ellos son el tesoro que Dios ha colocado en tus manos para que cuides de él. De ti depende que ellos también puedan valorar su Salud Integral. Por ellos darás cuenta delante de Dios. Luego, puedes continuar con tus **familiares y amigos cercamos, en tu iglesia y en tu comunidad.**

En este día tenemos el **reto final**. Si no cumpliste con uno o más de los **retos (actividades y recomendaciones)** de la **quinta semana**, te animo a que lo retomes hoy. **Aquí te lo recuerdo:**

Día 1. Reduce hoy el consumo de la sal y del azúcar, le hará bien a tu Salud.

Día 2. Incrementa los alimentos alcalinos y reduce los alimentos ácidos.

Día 3. Comienza en la mañana con una buena caminata de 30 minutos y utiliza una pesa para cada mano de ½ libra cada una.

Día 4. Evita consumir alimentos pesados antes de ir a dormir y trae pensamientos positivos a tu mente para que tengas un sueño reparador y placentero.

Día 5. Aférrate hoy a las promesas que Dios tiene para ti y pasa un tiempo en este día meditando en la Palabra de Dios, ella es una lámpara a tus pies que alumbra tu camino.

Día 6. Aplica la técnica Meditando con Jesús.

Día 7. Consume alimentos ricos en vitamina A y C, harán bien para tu Salud bucal.

Renueva tus fuerzas y prepárate para todas las bendiciones que te aguardan en los días por venir.

¡Levántate, resplandece; porque ha venido tu luz!

CONCLUSIÓN

Valorar el regalo de la vida que se nos otorga al nacer, es un acto de agradecimiento que complace el corazón de nuestro Padre Celestial. Desde que Él nos pensó, nos pensó en grande. Somos su especial tesoro. Fuimos hechos a Su imagen y semejanza, diseñados y esculpidos a la perfección. Somos la corona de toda la creación. No hay un ser sobre la tierra que iguale las virtudes y cualidades que Dios le ha dado al ser más maravilloso que existe sobre la faz de la tierra: El hombre.

Sé que este *"Devocional de la Salud, 40 días que Transformarán tu Vida y tu Salud"* ha afirmado el compromiso de velar y cuidar tu bienestar, porque has reconocido que, sin Salud, difícilmente alcanzarás el propósito divino que Dios ha trazado para ti. En tus manos está el poder de mantenerte firme, o sucumbir ante las presiones que este mundo nos impone. Por eso, me gustaría que juntos hiciéramos esta **oración con mucha Fe,** para que seas fortalecido en este **nuevo estilo de vida saludable** que ha tomado lugar en ti:

Oración

"Padre Celestial, primeramente, te alabo y te glorifico por darme la vida y abrir mis ojos a tu Luz Admirable. Anhelo de todo corazón honrarte y agradarte en Cuerpo, Mente y Espíritu. Te pido en el Nombre Poderoso de tu Hijo amado Jesucristo, que me des las fuerzas y la valentía para mantenerme firme en mi deseo de velar y cuidar por mi Salud Integral. Aleja de mí los pensamientos de derrota y desánimo, aumenta cada día mi fe y mi confianza en tus

promesas divinas. Sé que tomado de tu mano permaneceré firme hasta el final. Lo creo y lo establezco con mi boca. Amén.

Nunca olvides que el deseo de Dios es que compartamos las Buenas Nuevas del Evangelio con los perdidos; y este *"Devocional de la Salud, 40 días que Transformarán tu Vida y tu Salud"* es una **buena noticia para compartir** con nuestros **familiares, amigos cercanos, con tu iglesia y tu comunidad.** Tu testimonio salvará vidas y acercará a muchos al conocimiento de Dios, permitiéndoles entrar en un nuevo *estilo de vida.*

Ya que has logrado ser fiel y agradar al Señor con este programa Devocional de la Salud, que te ha permitido lograr tus metas en tu Salud Integral: Cuerpo, Mente y Espíritu; te exhorto a que como hijos de Dios usemos las riquezas, que Él mismo nos ha dado (Diezmando y Ofrendando), para financiar tu Iglesia y que avance más el Reino de Dios, y así continuemos recibiendo más Bendiciones en todas las áreas de nuestra vida. Malaquías 3:10 *"Traed todos los diezmos al alfolí y haya alimento en mi casa; y probadme ahora, si no os abriré las ventanas de los cielos, y derramaré sobre vosotros Bendición hasta que sobreabunde"* (RV1960).

ANEXOS

SEMANA 1

Día 5: El Manejo del Estrés: Tarea Práctica. (Página 78 del libro *Las 7 columnas de la Salud, por el Dr. Gosh).*

Tarea Práctica

1. Elabora una lista identificando tus factores de Estrés. Ten en cuenta estas áreas de tu vida:

   ¿Cómo está tu relación con Dios?
   ¿Cómo está tu relación con tu familia? (Tu cónyuge, tus hijos y tus padres).

2. Clasifica tus factores de Estrés. Para cada factor de Estrés pregúntate:

   - ¿Es importante o no?
   - ¿Lo puedo cambiar o no?

3. Finalmente, confronta los factores de Estrés con los diferentes hábitos para eliminar el Estrés Crónico y toma tus propias decisiones, te enumero algunos hábitos:

   - No te sobrecargues de trabajo.
   - Aprende a decir No.
   - Mantén firme la Fe en Dios.
   - Se tolerante y flexible.
   - Ora en todo tiempo.
   - Pide sabiduría al Espíritu Santo.
   - Acércate más a Dios.

La diferencia no está en lo que nos pasa, sino en lo que hacemos y resolvemos con lo que nos pasa. Por eso es importante que realices este ejercicio de manera completa, te será de gran ayuda para seguir trabajando en tu Salud y bienestar integral.

Día 6:   Meditación y Relajación: Técnica de Respiración 7-7-7. (Páginas 82-83 del libro *Las 7 columnas de la Salud, por el Dr. Gosh*).

Técnica de Respiración 7 - 7 - 7

La mayoría de las personas no respira correctamente, solo lo hacen cuando están dormidas en una posición cómoda, ya que se encuentran en un estado de relajación. Sin embargo, es bueno aprender a respirar bien ya que tu cerebro se oxigenará mejor y te sentirás con más energía. Veamos los pasos para alcanzar un buen ritmo de nuestra respiración, la he llamado: Técnica de respiración 7-7-7, ya verás el por qué.

Primer paso

Escoge un lugar tranquilo y encuentra una postura lo suficientemente cómoda, acostado o sentado, descansando los brazos a los lados o sobre las piernas si estás sentado.

Segundo paso

Cierra los ojos lentamente y comienza a inhalar suavemente; siente el aire entrando por tus fosas nasales contando del 1 al 7. Dirige el aire hacia el abdomen hasta que sientas que se expande; sostén la respiración contando del 1 al 7, cuenta tan rápido o despacio como aguantes; luego exhala suavemente; siente el aire saliendo por tus fosas nasales contando del 1 al 7. Repite esta técnica 7 veces seguidas.

Tercer paso

Cuando hayas terminado, continúa inhalando y exhalando suavemente por dos o tres minutos sin llevar el conteo de tu respiración. Luego, cuando estés listo, abre los ojos.

ANEXOS

SEMANA 2

Día 2: La Desintoxicación: Realizar una Desintoxicación Completa del Sistema Digestivo. Recomendamos el **Body TuneUp**. (Páginas 48-50 del libro *Las 7 columnas de la Salud, por el Dr. Gosh*).

La Desintoxicación

El BODY TUNEUP es un **Sistema Completo de Desintoxicación Digestivo que dura 9 días**, que he creado y desarrollado con una fórmula especial a base de plantas medicinales en forma de té, que permiten que los componentes del producto lleguen directamente a tu torrente sanguíneo de manera rápida y precisa, generando mayor efectividad.

Tiene tres etapas:

1. Un **Depurativo Digestivo** que te va a ayudar a eliminar **parásitos, amebas, bacterias y hongos intestinales**.

2. Un **Desintoxicador del hígado, el páncreas, la vesícula biliar, los riñones, vejiga y las vías urinarias.**

3. Un **limpiador de colon** que te va a ayudar a eliminar toxinas, residuos y materia fecal acumulada por años.

El **BODY TUNEUP** viene acompañado de un **plan alimenticio** para los **9 días**. Lo puede realizar cualquier persona mayor de 14 años sin necesidad de una consulta; aunque no es recomendable para mujeres durante el embarazo o mientras están lactando.

Durante este proceso de Desintoxicación puedes realizar tus actividades diarias tranquilamente porque no es un laxante; es un limpiador y desintoxicador que protegerá la flora bacteriana y fortalecerá tu sistema inmunológico. Los laxantes no son convenientes utilizarlos porque irritan demasiado el colon y pueden generar problemas de Salud y dañan la flora intestinal.

El **BODY TUNEUP** se lo recomiendo a todos mis pacientes y a todas las personas que quieran estar saludables con un sistema digestivo completamente limpio; es muy importante que toda persona lo haga, porque estamos expuestos diariamente a toxinas que por más que nos cuidemos no podemos evitar, y que afectan nuestra Salud y la de nuestra familia. Para las personas con sobrepeso o problemas de obesidad será de mucho beneficio ya que les ayudará a bajar de peso. Para aquellas personas que tienen un peso estable o son de contextura delgada les ayudará a mantener su balance. Mi recomendación es que todas las personas debemos desintoxicarnos dos veces al año.

Otros Beneficios del Body Tuneup

Genera propiedades antibacterianas que ayudan a controlar las bacterias malas y es de gran beneficio para eliminar los riesgos de condiciones infecciosas en el Sistema Digestivo. También ayuda a estabilizar el Ph alcalino de tu cuerpo, purifica la sangre, permite que haya una mayor absorción de nutrientes, ayudando a equilibrar tanto la bioquímica del cerebro como la del organismo en general, limpia la flora intestinal, fortalece el sistema inmunológico, ayuda a reducir y revertir el proceso de envejecimiento y genera un estado de balance y armonía en todos los sistemas del cuerpo humano. Y lo más importante, es una manera natural de prevención ya que nos ayuda a tener y mantener una excelente salud y bienestar integral, libre de enfermedades.

Espero que a este punto hayas entendido la importancia de eliminar las toxinas de tu cuerpo mediante un proceso de Desintoxicación Completo, efectivo y confiable, basado en mis productos 100% naturales, como el **Body Tuneup**, que he creado y desarrollado durante muchos años de investigación y son fabricados en los Estados Unidos de América.

Recuerda: **"Desintoxicando tu cuerpo, tu salud se recuperará"**.

Para adquirir el Body Tuneup ingresa a mi página www.docgosh.com o llámanos al +1(954)-639-6658.

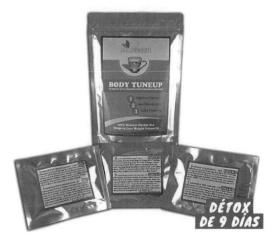

Día 5: El Manejo del Estrés: Tarea Práctica. (Página 78 del libro *Las 7 columnas de la Salud, por el Dr. Gosh*).

Tarea Práctica

Elabora una lista identificando tus factores de Estrés. Ten en cuenta estas áreas de tu vida:

- ¿Cómo está tu Salud Emocional?
- ¿Cómo está tu Seguridad Financiera?

Continúa con los puntos 2 y 3 de la Tarea Práctica descrita en el Anexo de la Semana 1.

Día 6: Meditación y Relajación: Relajación Muscular Sin Movimiento. (Páginas 87-88 del libro *Las 7 columnas de la Salud, por el Dr. Gosh*).

Relajación Muscular Sin Movimiento

Una vez que has tomado la decisión de relajarte, prepárate para seguir los siguientes pasos al pie de la letra:

1. Elije un lugar tranquilo donde estés seguro de que no vas a tener interrupciones por algunos minutos; este es un tiempo de regalo especialmente para ti, disfrútalo.

2. Ponte en una posición cómoda, puedes acostarte en una cama o sentarte en una silla confortable. Evita cruzar las piernas y los tobillos. Asegúrate de vestir con ropa holgada. Ahora cierra los ojos y siente tu cuerpo sostenido por la superficie en donde te encuentras.

3. Concéntrate en la respiración, inhala por la nariz y exhala por la boca suavemente. Al inhalar trata de dirigir el aire hacia el abdomen.

4. Continúa con el mismo ritmo profundo de respiración y concéntrate en los músculos del cuello y de los hombros; si sientes alguna tensión, respira profundamente y al exhalar siente como sale esa tensión.

5. Mantente respirando normalmente y ahora, cambia tu atención hacia los músculos de toda la espalda. Enfócate solamente en cualquier rigidez que sientas; libérela al exhalar.

6. Ahora, concéntrate en los músculos del pecho y el abdomen, libera cualquier tensión exhalando. Mantén una respiración profunda.

7. Ahora, concéntrate en tus brazos, liberando toda tensión y cansancio mientras exhalas profundamente.

8. Concentra tu atención ahora en las caderas, los glúteos, las piernas y los pies; libera cualquier tensión que sientas; déjala ir usando la respiración profunda al exhalar, sin exagerar.

9. Continúa inhalando y exhalando suavemente unos minutos más; siente tu cuerpo relajado. Si tu mente está distraída en otra cosa, retoma la concentración de la parte de tu cuerpo donde sentiste mayor tensión. Exhala profundamente y luego continúa con tu respiración normal.

10. Ahora prepárate para terminar tu sesión de relajación. Estás sintiendo mucho alivio y tranquilidad, **todo está bien**.

11. Cuando desees puedes abrir los ojos y esperar unos 2 o 3 minutos antes de levantarte.

Puedes empezar esta técnica con pocos minutos e ir incrementando el tiempo en la medida en que te vas familiarizando y practicando más la técnica. No te preocupes si no logras un nivel profundo de relajación la primera vez. Esto se logra con el tiempo y la práctica.

ANEXOS

SEMANA 3

Día 5: El Manejo del Estrés: Tarea Práctica. (Página 78 del libro *Las 7 columnas de la Salud, por el Dr. Gosh*).

Tarea Práctica

Elabora una lista identificando tus factores de estrés. Ten en cuenta estas áreas de tu vida:

- ¿Cómo están tus relaciones interpersonales?
- ¿Cómo están tus relaciones de trabajo?

Continúa con los puntos 2 y 3 de la Tarea Práctica descrita en el Anexo de la Semana 1.

Día 6: Meditación y Relajación: Relajación Muscular Con Movimiento. (Página 89 del libro *Las 7 columnas de la Salud, por el Dr. Gosh*).

Relajación Muscular Con Movimiento

Estas técnicas de relajación que enunciaré a continuación son muy fáciles y prácticas para llevarlas a cabo, involucran la realización de diferentes actividades, tales como:

- Tomar un baño caliente y relajante en la ducha o en la tina, con jabón de espuma y el aroma que más te guste.
- Tomar un baño de vapor o lo que llaman un baño turco.
- Observar las estrellas y la luna.
- Ver una película de comedia o familiar que pueda relajarte.
- Pintar un cuadro o hacer un dibujo.
- Resolver crucigramas.
- Salir a caminar y observar cuidadosamente los paisajes que están alrededor.
- Cantar, aunque creas que no tienes buena voz.

ANEXOS

SEMANA 4

Día 5: El Manejo del Estrés: Tarea Práctica. (Página 78 del libro *Las 7 columnas de la Salud, por el Dr. Gosh).*

Tarea Práctica

Elabora una lista identificando tus factores de estrés. Ten en cuenta estas áreas de tu vida:

- ¿Cómo está tu vida Espiritual?

- ¿Cómo está tu relación con el medio ambiente en que vives?

Continúa con los puntos 2 y 3 de la Tarea Práctica descrita en el Anexo de la Semana 1.

Día 6: Meditación y Relajación: Relajación Muscular Con Movimiento. (Página 89 del libro *Las 7 columnas de la Salud, por el Dr. Gosh).*

Relajación Muscular Con Movimiento

Estas técnicas de relajación que enunciaré a continuación son muy fáciles y prácticas para llevarlas a cabo, involucran la realización de diferentes actividades, tales como:

- En una posición cómoda escucha música suave.
- Lee frases inspiradoras.
- Ve a la playa y observa el mar. Ve a un lago cercano o a un sitio donde haya árboles, observa y disfruta lo hermoso de la naturaleza que Dios nos ha dado.
- Disfruta un baño de jacuzzi.
- Disfruta un baño de aguas termales.
- Hacer un huerto o cultivar flores.
- Realizar actividades manuales como tejer o coser.
- Reír más y enojarte menos.

ANEXOS

SEMANA 5

Día 5: El Manejo del Estrés: Hábitos para eliminar el estrés crónico. (Página 75 del libro *Las 7 columnas de la Salud, por el Dr. Gosh).*

Mientras tanto quiero que tomes como reto de esta semana los siguientes hábitos para eliminar el estrés crónico:

- Aférrate a las promesas que Dios tiene para ti.
- Aprende a decir NO.
- Desconéctate de la tecnología.
- Asume una actitud positiva y dinámica.

Día 6: Meditación y Relajación: Técnica Meditando con Jesús. (Página 89 del libro *Las 7 columnas de la Salud, por el Dr. Gosh).*

Meditando con Jesús

"Pues así ha dicho Jehová de los ejércitos:
Meditad bien sobre vuestros caminos".
Hageo 1:5 (RVR1960)

Otra de las técnicas de meditación que nos trae grandes **beneficios es meditar en la palabra de Dios; Meditando con Jesús.** Para esta meditación, busca un lugar tranquilo donde estés seguro(a) de que no vas a tener interrupciones por algunos minutos; este es un tiempo de regalo especialmente para ti, disfrútalo.

Ponte en una posición cómoda, puedes acostarte en una cama o sentarte en una silla confortable. Evita cruzar las piernas y los tobillos. Asegúrate de vestir con ropa holgada. Ahora cierra los ojos y siente tu cuerpo sostenido por la superficie en donde te encuentras.

Concéntrate en la respiración, inhala por la nariz y exhala por la boca suavemente. Al inhalar trata de dirigir el aire hacia el abdomen.

Con los ojos cerrados e inhalando y exhalando suavemente, visualízate en una playa con arena blanca y tus pies sintiendo su tibieza, con un sol suave y un cielo azul.

A lo lejos en el horizonte vez una barca viniendo hacia ti; en la medida que se acerca, te das cuenta que en la proa, en la parte de adelante, **está Jesús**; y en ese momento baja de la barca y se acerca a ti; te envuelve en sus brazos y sientes su abrazo eterno lleno del **amor de Dios**. Ahora te dice que descanses en Él, que le entregues todas tus cargas, tus preocupaciones, tus angustias, tu dolor, tu odio, tú falta de perdón, tu falta de pedir perdón y tu falta de perdonarte a ti mismo. Visualízate entregándole tus inconformidades, tu soberbia, tu envidia, tu egoísmo, tu falta de amor, tu impaciencia, tu descontento por las cosas que no salen como tú quieres, tus enfermedades o malestares, entrégale todo aquello que no te permite ser feliz, que te quita la paz, que te aleja de Dios; y todo lo demás que solo tú y Él lo conocen. Continúa inhalando y exhalando suavemente; **este es un tiempo de sanidad muy especial para ti, con Jesús**. Él te ha liberado de todas tus ataduras; sientes un gran alivio... una gran paz... ¡Qué **bendición! Gracias Jesús**.

Todo aquello que le entregaste a Jesús, Él lo depositó en la barca, esa carga partió con la tripulación de ángeles hasta perderse en el horizonte; pero Jesús se quedó contigo para siempre, y caminará a tu lado todos los días de tu vida. Sigue disfrutando de la libertad y la paz que Jesús compró para ti, entregando su vida en la cruz, por amor a ti. Abre tus labios y susurra estas palabras: *"Te Amo Jesús…, te amo Jesús…, te amo Jesús"*.

Sigue inhalando y exhalando suavemente y prepárate para terminar tu sesión de Meditando con Jesús. Cuando desees puedes abrir los ojos y espera unos 2 o 3 minutos antes de levantarte.

Cada vez que sientas la necesidad, Medita con Jesús.

Día 7: La Salud Bucal: Consumir alimentos ricos en vitamina A y C. (Página 28-29 del libro *Las 7 columnas de la Salud, por el Dr. Gosh*).

Alimentos que contienen **Vitamina A**:
- Espinaca
- Brócoli
- Zanahoria
- Albaricoque
- Melón
- Calabaza.

Alimentos que contienen **Vitamina C**:
- **Las Frutas**:
  Kiwi, Fresa, Melón, Papaya, las frutas cítricas.
- **Las Verduras**:
  Brócoli, Tomate, Pepino, Pimiento y Col de Bruselas.

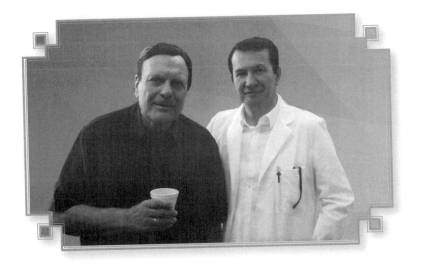

BIOGRAFÍA DR. GOSH

El Dr. Gosh es un científico reconocido internacionalmente, está especializado en Medicina Bioenergética o también conocida como Medicina Natural, con énfasis en la medicina preventiva, nutrición y medicina herbaria. Gosh ha venido aportando todo el conocimiento adquirido y la experiencia alcanzada durante más de 30 años en países de América Latina, Europa y los Estados Unidos, lugar donde reside actualmente con su esposa Rubí y sus tres hijos.

Luego de muchos años de arduo trabajo e investigación motivados en el bienestar de las familias, su vasto conocimiento le ha permitido crear y desarrollar 30 excelentes productos, 100% naturales, a base de plantas medicinales y en forma de té, que están ayudando a cientos de miles de personas en el mundo a mejorar y recuperar de manera natural su salud y bienestar integral.

Gosh es un hombre usado por Dios. A lo largo de su carrera, mientras impartía sus enseñanzas y conferencias en muchas iglesias, donde ha sido invitado; pudo darse cuenta de que muchos cristianos y sobre todo personas en alto liderazgo, con muchos años de ministerio, presentaban serios problemas de salud. Fue allí donde Dios inquietó su corazón y recibió de parte de Él, el **Ministerio de la Salud**, que comparte con su esposa Rubí. Es un Ministerio Evangelístico que apoya a todas las iglesias cristianas, y también organizaciones y grupos comunitarios, desde donde lleva la palabra de Dios por medio de la Salud a las Naciones, a través de la Medicina Natural. El Dr. Gosh es conocido en el medio cristiano como **"El Doctor de los Pastores"**.

Gosh está convencido de la importancia de educar a las personas a mejorar su calidad de vida Física, Mental y Espiritual. Es por eso que dedica la mayor parte de su tiempo a impartir todo el conocimiento adquirido y la experiencia alcanzada en el campo de la Medicina Natural, dictando seminarios y conferencias en diferentes países del mundo. También ha participado en reconocidos programas de radio y televisión a nivel Nacional e Internacional. El Dr. Gosh tiene como nombre de pila Orlando Gaitán, más en su deseo de honrar la memoria de su bisabuelo judío, adoptó su apellido Gosh.

BIOGRAFÍA
PR. ALBERTO MOTTESI

El Pr. Alberto Motessi es uno de los conferencistas más reconocidos en el mundo Hispanoamericano. Sus programas de radio y televisión tienen una audiencia diaria de muchos millones. En los últimos 35 años, ha predicado en persona, a más de 20 millones de seres humanos. El periodismo lo ha denominado **"El Pastor de los Presidentes"**. Ha publicado 17 libros. La vida de este hombre tiene mucho que decir a las generaciones jóvenes en el mundo.

PRODUCTOS NATURALES DEL DR. GOSH

"Junto a las orillas del río crecerá toda clase
de árboles frutales; sus hojas no se marchitarán,
y siempre tendrán frutos.
Cada mes darán frutos nuevos, porque
el agua que los riega sale del templo.
Sus frutos servirán de alimento
y sus hojas serán medicinales".
Ezequiel 47:12 (NVI)

En base a mis conocimientos y avances científicos adquiridos sobre la Medicina Natural y la Medicina Herbaria he creado y desarrollado 30 productos 100% naturales que ayudan a desintoxicar el cuerpo y mejorar diferentes condiciones de Salud. Que están ayudando a cientos de miles de personas en el mundo a mejorar y recuperar de manera natural su Salud y Bienestar Integral.

PRODUCTOS NATURALES DEL DR. GOSH

1. El BODY TUNEUP
2. TÉ ADELGAZANTE
3. TÉ DIGESTIVO
4. TÉ ENERGÉTICO
5. TÉ SEXUAL
6. TÉ ÁCIDO ÚRICO
7. TÉ ANALGÉSICO Y DESINFLAMATORIO
8. TÉ ARTRITIS-REUMATISMO-GOTA
9. TÉ COLESTEROL
10. TÉ CÓLICOS Y HEMORRAGIAS
11. TÉ DIABETES
12. TÉ DOLOR DE CABEZA
13. TÉ ESTRÉS
14. TÉ QUISTES-FIBROMAS-MIOMAS
15. TÉ GASTRITIS
16. TÉ HEMORROIDES
17. TÉ HORMONAL
18. TÉ INSOMNIO
19. TÉ MEMORIA
20. TÉ NEUMONÍA-BRONQUITIS
21. TÉ PIEDRAS VESICULARES Y RIÑONES
22. TÉ PRESIÓN ALTA
23. TÉ PROSTATA
24. TÉ REFLUJO Y ACIDEZ
25. TÉ SISTEMA CIRCULATORIO
26. TÉ SISTEMA HEPÁTICO (ALERGIAS-ACNÉ)
27. TÉ SISTEMA INMUNOLÓGICO
28. TÉ SISTEMA NERVIOSO
29. TÉ TIROIDES
30. TÉ TRIGLICÉRIDOS

MENÚ NUTRICIONAL DEL DR. GOSH

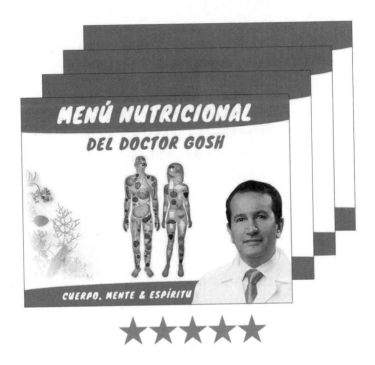

¡Baja de peso y come saludable con el Menú del Dr. Gosh!

Descarga el Menú GRATIS en
WWW.MENUGRATIS.COM

MENÚ NUTRICIONAL DEL DR. GOSH

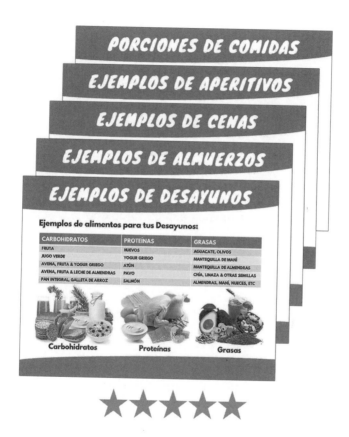

¡Baja de peso y come saludable con el Menú del Dr. Gosh!

Descarga el Menú GRATIS en
WWW.MENUGRATIS.COM

CONTACTOS

+1 (954) 639-6658 / +1 (954) 702-7281

www.devocionaldelasalud.com

info@devocionaldelasalud.com

www.menugratis.com

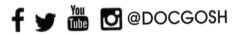 @DOCGOSH

Alberto Mottesi

info@albertomottesi.org